Annette Bernjus
mit Anna Cavelius

WALDBADEN

Annette Bernjus
mit Anna Cavelius

WALD BADEN

Mit der heilenden Kraft der Natur sich selbst neu entdecken

mvg verlag

Bibliografische Information der Deutschen Nationalbibliothek
Die Deutsche Nationalbibliothek verzeichnet diese Publikation in der Deutschen Nationalbibliografie. Detaillierte bibliografische Daten sind im Internet über https://dnb.de abrufbar.

Für Fragen und Anregungen
info@m-vg.de

Wichtiger Hinweis
Ausschließlich zum Zweck der besseren Lesbarkeit wurde auf eine genderspezifische Schreibweise sowie eine Mehrfachbezeichnung verzichtet. Alle personenbezogenen Bezeichnungen sind somit geschlechtsneutral zu verstehen.

Originalausgabe
5. Auflage 2026

Türkenstraße 89
80799 München
Tel.: 089 651285-0

Redaktion: Manuela Kahle, München
Umschlaggestaltung: Laura Osswald, München
Umschlagabbildung: Shutterstock/Grischa Georgiew
Illustration im Innenteil: Shutterstock/Z-art
Satz: Helmut Schaffer, Hofheim a. Ts.; Andreas Linnemann
Druck: Florjancic Tisk d. o.o., Slowenien
Printed in the EU

ISBN 978-3-86882-918-1

Inhalt

Komm mit in den Wald!

Schönheit, Schatten, die Farbe Grün in all ihren Nuancen, Heimat, reine Luft, Stille, bestimmte Düfte – das alles ist der Wald und noch viel mehr. Der Wald ist wie eine Parallelwelt zu unserer umtriebigen Alltagswelt, eine Welt voller Geheimnisse, die es zu entdecken lohnt, die Schutz und Geborgenheit schenkt, die uns zu kleinen Abenteuern einlädt und in der Heilkräfte wohnen, die uns an Körper, Geist und Seele gesund werden lassen oder uns ganz einfach wieder in die Ruhe bringen.

Dabei ist diese Parallelwelt ganz einfach zu finden, sie liegt gleich bei dir um die Ecke im nächsten Wäldchen oder Wald oder auch in einem großen Stadtpark mit Baumbestand. Mit diesem Buch lade ich dich ein, das Waldbaden zu erlernen und dein Leben damit ein ganzes Stück weit lebendiger und reicher zu machen.

»Mein« Waldbaden, das ich seit vielen Jahren in Seminaren lehre, speist sich aus dem Wissen von Shinrin Yoku, wie das Waldbaden in Japan, seinem Ursprungsland, heißt, (siehe auch: Die Entdeckung des Shinrin Yoku, Seite 13) und eigenen Erfahrungen. Für mich ist dabei ein Aspekt wesentlich: Durch die Achtsamkeit, mit der wir mit den Waldbaden-Übungen oder -Einladungen, wie ich sie nenne, der äußeren Natur begegnen, verankert sich diese auch in unserer inneren Natur und wirkt hier harmonisierend und heilsam. Ich erlebe dabei den Wald als Ort der Ruhe, der mich einlädt, einfach nur zu sitzen, zu schauen, zu hören, zu spüren und seine lebendige Schönheit zu bewundern.

Alle Einladungen und Meditationen, die ich für deine Waldbäder in diesem Buch zusammengestellt habe, sind vielfach er--

probt und sofort machbar, egal ob die Sonne scheint, es regnet oder schneit. Indem du den Wald (wieder)entdeckst, kannst du auch dich selbst neu entdecken, du findest deinen inneren Frieden, schärfst deine Sinne und vertiefst deine Intuition für das, was dir guttut und was weniger. Und das geschieht ganz einfach, indem du mit wachen Sinnen und ruhig, langsam und ziellos durch den Wald schlenderst. Waldbaden kannst du für dich alleine oder mit der besten Freundin, dem besten Freund, mit Partnerin oder Partner oder auch mit deinen Kindern, die oft die geborenen Waldbader sind. In diesem Buch zeige ich dir, wie du dein Waldbaden gestalten kannst, angefangen mit einem Eröffnungsritual, dem gemächlichen Schlendern und In-die-Langsamkeit kommen, dem Innehalten und Staunen, dem achtsamen Üben von kleinen Meditationen, Atem- oder Qigong-Übungen und zahlreichen die Sinne öffnenden Einladungen mehr.

Lasse dich von den Übungen in diesem Buch inspirieren und genieße deine Waldbäder aus vollen Zügen, komme in Beziehung mit (deiner) Natur. Und nun: Los geht's, komm mit in den Wald!

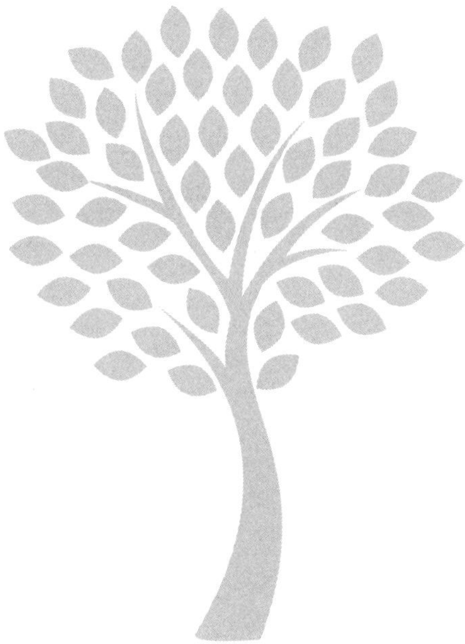

DIE KRAFT DES WALDES

Wer sich aufmerksam in den Wald begibt, wird erleben, dass er sich seinem Zauber nicht entziehen kann. Es gibt wohl kaum einen besseren Ort zum Abschalten und Auftanken. Das intensive Naturerleben schult die Sinne, übt in Achtsamkeit und lässt Leib und Seele wieder gesunden.

Die kurze Geschichte einer großen Liebe

Seit jeher ist der Wald ein Sehnsuchtsort. Heute erobern wir ihn uns zurück: Wir lesen Bestseller über den Wald, umarmen Bäume, meditieren, schweigen, baden im Wald. Dabei haben sich unsere Empfindungen und Einstellungen zum Wald im Laufe unserer Geschichte immer wieder verändert.

Tatsächlich beschäftigt der Wald des Deutschen Unterbewusstsein, seit er denken kann. Auch wenn so viele Menschen mittlerweile in Städten wohnen, sind sie doch groß geworden mit den Mythen und Märchen, in denen der Wald ein unentbehrlicher Ort ist, in dem Hexen und Feen, Unholde und Zauberwesen hausen, in dem man Zwerge und Riesen finden kann, magische Orte und Dinge. Mal ist der Wald mit seiner undurchdringlichen Wildnis schaurige Kulisse für *Hänsel und Gretel*, mal idyllischer Zufluchtsort wie in *Schneewittchen*. Die Bäume, die oft länger als ein Menschenleben an Ort und Stelle stehen, machen den Wald zum heiligen Ort, an dem man mit göttlichen Mächten in Kontakt kommen kann. In der Lebenswirklichkeit der Menschen im vorindustriellen Zeitalter hielt die Waldlandschaft, die die dörflichen und städtischen Siedlungen umgab, überdies die Lebensgrundlage in Form von Holz, Wild und Waldfrüchten bereit.

Kaum ein Ort in der Natur ist facettenreicher als der Wald. Dieser tief in uns verankerten Waldliebe bedienen sich Literatur und Kunst bis heute. Denn in kaum einem anderen Land Europas hat sich ein so tiefes Bewusstsein für die Heimat der Bäume entwickelt wie bei den Ururenkeln der Germanen.

Vor Tausenden von Jahren verehrten diese die Bäume als Sitz der Götter. So wohnte die Liebesgöttin Freya in der Linde, ihr Gemahl Thor in der Eiche. Die ganze Welt wurde zusammengehalten von einem Baum, der Esche Yggdrasil, die Himmel, Erde und Unterwelt miteinander verband. In Hainen und kleinen Wäldchen brachten die einfachen Leute ihren Göttern damals Opfergaben, um Schutz und gute Ernten zu erbitten. Auch die Kelten lebten in engem Kontakt mit dem Wald. Bäume spielten in der Spiritualität und Heilkunde eine besondere Rolle, Druiden waren die Mittler zwischen Wald und menschlicher Gemeinschaft.

Mit dem Einzug des Christentums sollte dies zunächst ein Ende finden. Götzenbilder waren dem Alten Testament nach verboten, also wurden die heiligen Bäume kurzerhand umgewidmet. Statt der Fruchtbarkeit, dem Frühling und der Liebe wurde die Linde forthin der keuschen Muttergottes gewidmet. Missionare wie Bonifatius im Jahr 723 begannen, Baumheiligtümer wie die Donar-Eiche bei Geismar im heutigen Hessen zu fällen. Der Wald selbst, früher Zufluchts- und Schutzort, wurde nun zum Wohnort des Bösen, von Räubern und wilden Tieren degradiert, die es gleichwohl darin gab. So wurde der Wald möglichst gemieden und allenfalls die Ränder suchte man auf, um dort Beeren, Pilze, Honig, Baumfrüchte und Holz zu sammeln. Bis zum Ende des 14. Jahrhunderts fanden großflächige Rodungen statt, nur ein Drittel der Fläche in Deutschland war noch mit Wald bedeckt. Die ertragreichsten Böden wurden von Bauern bewirtschaftet. Nur auf nährstoffarmen Sandböden, Tonböden oder durch Wasser gefährdete Talauen gab es noch Waldbestand ebenso wie im Gebirge oder an Hanglagen. Allerdings bildete dieser Bestand die Grundlage des Überlebens für die anwohnenden Menschen, die ihre gesamte Energieversorgung durch Holz bestritten. Zudem war

Holz wertvoller Baustoff für Häuser und die Basis für viele Gewerbe, verschiedene Manufakturen und den Bergbau.

Erst Anfang des 19. Jahrhunderts erlebte der Wald als mythologisch aufgeladener Ort seine Renaissance. Dichter wie Joseph von Eichendorff, Märchensammler wie die Gebrüder Grimm oder Maler wie Caspar David Friedrich entdeckten im Wald eine Erinnerungslandschaft, die den Menschen im Lauf der Industrialisierung, den wachsenden Städten und der damit einhergehenden Entfremdung von der Natur verloren ging. Die Sehnsucht nach einem Erholungsraum, nach einem »grünen Zelt«, wie Eichendorff schrieb, war groß. Der Wald wurde mit der Zeit zum geschätzten Ausflugsziel, auch wenn dieser durch den vermehrten Holzbedarf der Industrie selbst zum Wirtschaftsfaktor geworden war. Gefällte Bäume ersetzte man durch schneller wachsende Monokulturen. Heute versucht man durch naturnahe Waldwirtschaft und gezielte Naturschutzmaßnahmen die Artenvielfalt im Wald zu erhalten.

Wir lieben unseren Sehnsuchtsort als Bild für die schier unglaubliche Schönheit und Vielfalt der Natur, ganz im Sinne der deutschen Romantiker. Und es gibt viele Menschen, die den Wald häufig besuchen, sei es, um dort spazieren zu gehen, Sport zu treiben oder einfach nur, um in ihm zu baden, diesem Platz, der uns so freigebig seine heilenden Ressourcen spendet und in dem wir ins Zwiegespräch mit der Natur kommen, Wurzeln finden, unser Herz öffnen und den Geist fliegen lassen.

Die Entdeckung des Shinrin Yoku

Schon seit Jahrhunderten weiß man, dass Aufenthalte in der Natur gestressten (Stadt-)Menschen wohltun. Seit einigen Jahren wird diese Annahme auch wissenschaftlich beleuchtet und es häufen sich die Belege, dass der Kontakt zur Natur positive Wirkungen auf unser körperliches, emotionales und geistiges Wohlbefinden hat. Einige der spannendsten Nachweise für die Gesundheitsvorteile von Aufenthalten in der Natur stammen aus Japan. Die Geschichte beginnt im *Akasawa Natural Recreational Forest* nahe der Stadt Agematsu auf der japanischen Hauptinsel Honshū, einem der drei schönsten Wälder Japans. Er gilt als die Wiege des Shinrin Yoku, des »Badens in der Waldluft«. Der Akasawa-Wald hat einen gewaltigen Baumbestand mit Zypressen, die teilweise mehr als 300 Jahre alt sind.

Im Jahr 1970 wies ihn das japanische Ministerium für Landwirtschaft, Forsten und Fischerei als ersten »natürlichen Erholungswald« aus, seit 1982 finden hier nationale Waldveranstaltungen statt. Jedes Jahr tauchen etwa 100 000 Menschen in den Wald mit Kur-Effekt ein und beschreiten einen der Shinrin-Yoku-Wanderwege. Der kürzeste davon erstreckt sich über 1,5 Kilometer, auf dem längsten kann man 3,5 Kilometer dahinschlendern, immer wieder verweilen und mit weit geöffneten Sinnen wahrnehmen, was man sieht, hört, riecht und fühlt. Die verflochtenen Wurzeln, das Vogelgezwitscher, der Duft des Waldes, die Rinde eines Baumes. Man bewegt sich dabei langsam wie ein Taucher am Meeresgrund, steht still oder sitzt. Man ist ganz präsent im Hier und Jetzt und nimmt nur das wahr, was ist.

Ein Therapiezentrum mit einem Beratungsraum für Waldmedizin und ein Waldinformationszentrum ergänzen das therapeutische Angebot des Heilwaldes. Mittlerweile gibt es in Japan über 60 solcher Wälder. Shinrin Yoku und die Waldtherapie, die darauf aufbaut, bilden in Japan und Südkorea einen festen Bestandteil der Gesundheitsvorsorge.

In den Jahren 2004 bis 2007 hat das japanische Ministerium für Landwirtschaft, Forsten und Fischerei ein Forschungsprojekt initiiert, um die therapeutische Wirkung von Wäldern auf die menschliche Gesundheit wissenschaftlich zu untersuchen. Die Ergebnisse waren beeindruckend (siehe auch: Wie wirkt Waldbaden auf die Gesundheit?, Seite 34f).

Einer der wichtigsten japanischen Forscher von Shinrin Yoku ist Dr. Qing Li, Professor an der Nippon Medical School in Tokyo und Präsident der im Jahr 2007 gegründeten Japanischen Gesellschaft für Waldmedizin (http://forest-medicine.com/epage01.html). Er hat zahlreiche Studien vorgelegt, die die Wirkung von Waldbaden auf die Psyche, das Stressempfinden und das Immunsystem belegen. Er konnte insbesondere die Wirkung regelmäßigen Waldbadens als effiziente Vorbeugemaßnahme für stressassoziierte Beschwerden (Herz- und Kreislaufbeschwerden, Stoffwechselstörungen, Autoimmunerkrankungen und Krebs) nachweisen. Menschen, die krank sind, brauchen zum Beispiel weniger Schmerzmittel, wenn sie die Möglichkeit haben, einen Wald aufzusuchen. Patienten mit Depressionen hilft das Waldbaden ebenso, auch sie benötigen danach weniger Medikamente. Wer häufig ins Grüne blickt, hat seltener Kopfweh. Kinder sind aufnahmefähiger in der Schule, je mehr Grün sie von ihrem Fenster aus sehen. Das Gute daran: Jeder von uns kann die Kraft des Waldes jederzeit für sich bewusst nutzen und davon profitieren.

WALDBADEN – VIEL MEHR ALS »NUR« SPAZIERENGEHEN!

Shinrin Yoku stammt aus dem Japanischen und bedeutet so viel wie »Baden in der Waldluft.« Die aus dem Inselreich stammende naturbezogene Praxis ist darauf ausgerichtet, Stress zu reduzieren und das allgemeine Wohlbefinden zu stärken.

- Du badest dabei nicht wirklich in einem See oder Bach in einem Wald, sondern tauchst ein in die Natur des Waldes mit seinen Bäumen, Sträuchern, Moosen, Gerüchen und Geräuschen. Der Weg ist hier das Ziel.
- Du schlenderst achtsam und absichtslos durch den Wald, wirst eins mit der Waldatmosphäre und sammelst so vermehrt Sinneseindrücke.
- Wenn du es möchtest, verweilst du an dem einen oder anderen Platz und öffnest deine Sinne mehr und mehr.
- Waldbaden geht gut alleine oder zu zweit, mit deinen Kindern oder mit einer Gruppe.

Mit den Übungen in diesem Buch kannst du dein Waldbaden bewusst gestalten, meditieren, deine Achtsamkeit vertiefen, zu dir kommen.

Waldbaden ist (d)eine Naturbeziehung!

Wunderwelt Wald

Unsere Wälder sind Lebensraum für zahlreiche Tiere und Pflanzen, die Klimaanlage unseres Planeten, Schatzkammer, Abenteuerspielplatz, Holzlieferant und Arbeitgeber für Millionen Menschen. Jeder einzelne Wald ist ein komplexes Ökosystem, in dem die einzelnen Faktoren zu einem komplizierten Wirkungsgefüge verknüpft sind. Grüne Pflanzen bauen mithilfe des Sonnenlichts aus Kohlendioxid, Wasser und Bodennährstoffen organische Substanzen auf, sie wachsen und bilden damit die Nahrung für viele andere Lebewesen. In komplexen Nahrungsketten wird die lebendige Substanz wieder abgebaut, von den kleinen und kleinsten Organismen im Boden schließlich wieder zu Pflanzennährstoffen zersetzt.

Der Wald ist eine ganz eigene zauberhafte Welt. Er strahlt viel Ruhe aus und doch ist so viel Leben in ihm. Aber wann ist ein Wald ein Wald?

WALDWISSEN

Unser Blauer Planet ist auch ein grüner Planet. Hier gibt es vier Milliarden Hektar Wald – das ist fast ein Drittel der weltweiten Landfläche. Auch ein knappes Drittel von Deutschland ist mit Wäldern bedeckt. Damit ist es eines der waldreichsten Länder Europas.
Von den etwa 1,6 Millionen bekannten Tier-, Pflanzen- und Pilzarten der Erde leben rund zwei Drittel in Wäldern. In keinem anderen Lebensraum ist die Artenvielfalt so groß.

Laut deutschem Bundeswaldgesetz ist ein Wald eine mit Forstpflanzen bestückte Fläche, inklusive Wegen, Lichtungen und Wiesen. Wenn die ausgewachsenen Bäume mindestens fünf Meter hoch werden und ihr Kronendach ein Zehntel der Fläche überschirmt, dann erst spricht die Landwirtschaftsorganisation der Vereinten Nationen (FAO) von Wald: Ein Biologe hingegen spricht erst von einem Wald, wenn die Bäume so dicht und zahlreich stehen, dass sich drinnen das typische Waldklima entwickelt. Das bedeutet: Die Temperaturen schwanken nicht so stark wie draußen, es ist feuchter und dunkler. Überall auf der Welt finden sich Wälder und keiner gleicht dem anderen, sie haben sich Wind und Wetter angepasst. Es gibt tropische Regenwälder, Hartlaubwälder, nordische Nadelwälder und sommergrüne Mischwälder.

Jeder Wald ist unendlich wertvoll: Er speichert Kohlendioxid, produziert Sauerstoff, er liefert Honig, Pilze und Waldfrüchte, er schützt den Boden, indem Erosion (Abtragung) vermieden wird, er sorgt für die Verbreitung von Pollen und er hat therapeutisches Potenzial. Dieses liegt nicht zuletzt in seinem besonderen Kommunikationssystem verborgen, denn die Pflanzen des Waldes teilen sich zielgerichtet über chemische Substanzen (Terpene) mit. Dabei handelt es sich um Moleküle, die bestimmte Informationen und Botschaften enthalten. Dazu gibt es immer eine Senderpflanze und eine Empfängerpflanze, die die Informationen verarbeiten kann. Wird beispielsweise ein Baum, eine Flechte oder ein Farn von Schädlingen befallen, geben sie Substanzen ab, die von den Pflanzen in der Nachbarschaft aufgenommen werden und diese warnen. Daraufhin bilden diese Empfänger Abwehrstoffe, schon bevor sie mit den Schädlingen in Berührung gekommen sind.

WALDWISSEN

Ein Tag im Wald: Steigerung der natürlichen Killerzellen – also der Zellen, die Viren, Bakterien und sogar potenzielle Tumorzellen aufspüren und beseitigen – unseres Immunsystems um 40 Prozent.
Zwei Tage im Wald: Steigerung um mehr als 50 Prozent.
Ein Tag im Wald heißt, dass die Anzahl der Killerzellen noch sieben Tage erhöht ist, bei zwei bis drei Tagen bis zu 30 Tagen, ohne nochmals in den Wald gehen zu müssen. Auch die Leistungssteigerung erhöht sich um über 50 Prozent, und das hält bei einem Aufenthalt von zwei Tagen im Wald ebenfalls noch 30 Tage danach an. (Quellen: www.infom.org/paperandbooks/)

Beim Waldbaden trifft nun dieses kommunizierende Abwehrsystem der Pflanzen auf das Immunsystem des Menschen. Schon beim Betreten des Waldes strömen unendlich viele bioaktive Substanzen auf uns ein. Insbesondere die gasförmigen Terpene nehmen wir teils über die Haut, aber zum Großteil über die Lungen beim Einatmen auf. Einen großen Teil davon kann unser Immunsystem entschlüsseln, die Waldluft erhöht und aktiviert damit unser körpereigenes Abwehrsystem.

Die Kommunikation der Pflanzen findet allerdings nicht nur in der Luft, sondern auch unterirdisch statt. In der sogenannten Rhizosphäre (griechisch: *rhiza* für Wurzel) im Boden werden Hunderte von chemischen Stoffen freigesetzt. Das miteinander vernetzte Wurzelwerk tauscht nicht nur Nährstoffe aus, es warnt beispielsweise auch benachbarte Pflanzen vor einer bevorstehenden Dürre. Wissenschaftler sprechen von einem

»Wood Wide Web«. Das funktioniert insbesondere über Pilze, die die äußeren feinen Wurzeln der Bäume mit einem dichten Netz aus Pilzfäden überziehen. Fast alle unsere Waldbäume werden von diesen sogenannten Mykorrhiza-Pilzen ummantelt. Dabei kommt es zu einem Stoffaustausch zwischen Bäumen und Pilzen: Die Mykorrhiza-Pilze liefern den Bäumen Nährsalze und Wasser und die Pilze erhalten von den Bäumen Stoffwechselprodukte, die diese durch die Fotosynthese gewinnen.

Über 30 Prozent unserer Großpilze im Wald sind Mykorrhiza-Pilze. Jeder kennt sicher den Fliegenpilz. Er ist so einer. Wir sehen davon nur den roten, in diesem Fall giftigen Fruchtkörper – unterirdisch bildet er ein viel verzweigtes Netzwerk und verbindet sich gern mit Fichten und Birken.

Beim Waldbaden wirst auch du zu einem Teil dieses faszinierenden Kommunikationssystems, öffne dazu einfach deine Sinne und gib dich unvoreingenommen deinen Eindrücken hin.

BAUMWISSEN

Ein Baum mit seinem Wesen ist uns Menschen gar nicht so unähnlich. Im Sprachgebrauch bereits finden sich viele Verbindungen: So hat jeder Mensch eine bestimmte Abstammung oder möchte Wurzeln finden, um sich sicher und geborgen zu fühlen. Wir sind aus einem bestimmten Holz geschnitzt, was ein Hinweis auf unseren Charakter ist. Sogar unsere Körper zeigen uns diese Ähnlichkeit mit Bäumen, wie es schon der Naturforscher und Philosoph Paracelsus (1494–1541) beschrieb:

»Dieses Gewächs [...] gleicht dem Menschen. Es hat seine Haut, das ist die Rinde; sein Haupt und Haar sind die Wurzeln; es hat seine Figur und seine Zeichen, seine Sinne und seine Empfindlichkeit im Stamme. [...] Sein Tod und sein Sterben sind die Zeit des Jahres.«

Wie der Baum haben wir eine vertikale Achse von Kopf bis Fuß sowie eine horizontale Achse (Schultern, Arme, Hände). Unsere Finger wachsen wie Äste aus einem Stamm und entspringen einer Handwurzel. Das Gefäßsystem aus Arterien und Venen ähnelt dem eines Baumes ebenso wie unsere Atemwege. Überall da, wo es um den Austausch von Nährstoffen geht, tauchen im Körper Strukturen von Verästelungen auf. Drüsen oder Nervenzellen sehen unter dem Mikroskop ebenfalls aus wie Baumstrukturen. Selbst die Ganglienzellen im Kleinhirn gleichen Bäumchen. Auch durch unseren Atem sind wir verbunden mit den Bäumen, sie nehmen die verbrauchte Atemluft ab und geben Leben spendenden Sauerstoff. Dabei ist jeder Baum sehr großzügig: Er nährt uns, schenkt uns sein Holz, gibt uns Schutz, Heilung und Trost. Wir brauchen die Bäume, auch wenn sie uns nicht brauchen.

Hier findest du eine kleine Baumauswahl und ihre Besonderheiten:

- Die *Birke* ist Sinnbild für wachsendes Leben und den Frühling. In früheren Zeiten waren Kinderwiegen aus Birkenholz geschnitzt. Auch als Maibaum werden Birken verwendet. Der Baum weckt tatsächlich die Lebensgeister. Probiere einmal einen Tee aus Birkenblättern oder Birkensaft.

- Die *Buche* wirkt mächtig und doch zart mit ihren filigranen Zweigen, dem zarten Blattwerk, das ein so dichtes Blätterdach bildet, dass im Dämmerlicht darunter nur junge Buchen gedeihen können. Wie die Eichen gehörten Buchen im Mittelalter zu den fruchtbaren Bäumen. Die Buche war Brennholz, Grundstoff für Lauge und Seife. Augen zeigen sich auf ihrer Rinde und tatsächlich scheint jede Buche die Welt zu betrachten.

- Die *Haselnuss* ist Teil einer Hecke und bietet Schutz. Ihre elastischen Ruten werden seit Jahrtausenden als Wünschelruten verwendet, ein Haselstrauch neben dem Haus soll störende, krank machende Strahlungen abhalten.

- Auch der *Holunder* war früher auf jedem Hof zu sehen. Er gilt als der Baum des Lebens und des Todes, ersichtlich durch das strahlende Weiß der Blüten und das tiefe Schwarzrot der Früchte. Nahezu alle Bestandteile des Holunders kann man zu Heilzwecken verwenden.

- Die *Esche* ist ein Licht- und Sonnenbaum. Sie steht für die Wiedergeburt, die durch die Vereinigung von Licht und Wasser möglich ist, und hat daher auch Macht über das Wasser.

- Die *Tanne* bekam ihren Namen vom altgermanischen *tan*, dem Feuer, sie ist demnach ein Feuerbaum. Mit ihr lässt sich schnell ein solches entfachen, zudem mit betörendem Duft. Sie galt als heilig, als Wohnsitz der Götter und noch heute findet man Tannen, die mit einem Kreuz oder Marienbild versehen sind. Auch Hildegard von Bingen empfand die Tanne als warm, als einen vor Zauber und Magie schützenden Ort.

- Die *Fichte* ist mit der Tanne verwandt. Heute, in Monokulturen angebaut, ist von ihrem majestätischen Charakter nicht mehr viel zu sehen, doch frei stehende Bergfichten lassen verstehen, warum die Fichte als Schutzbaum, als Mutter- und Lebensbaum gesehen wurde.

- Die *Eibe* galt als Symbol der Unsterblichkeit, als Todes- und Auferstehungspflanze. Einzig Hildegard von Bingen empfand sie als »Sinnbild der Fröhlichkeit«. Allerdings enthält die Eibe hochgiftige Inhaltsstoffe. Sowohl die immergrünen Nadeln als auch die Rinde und die roten Samen sind extrem giftig.

- Um die feinen und heiteren *Lärchen* ranken sich unzählige Sagen und Geschichten: Sie sind Ruhe- und Tanzplatz jener Waldfeen, die dem Verirrten den Weg weisen und jedwedem guten Menschen gern zur Seite stehen. Das Harz wurde im Mittelalter bei Lungen- und Harnproblemen verwendet, als Wundsalbe und Pflaster, es wirkt durchblutungsfördernd, desinfizierend und schleimlösend.

- Schon früh galt die *Kiefer* als Unsterblichkeitssymbol, oft wurde sie auch als Feuerbaum, Wilder Harzbaum oder Kienbaum bezeichnet. Hustenstillend, auswurffördernd, antiseptisch, haut- und schleimhautreizend, durchblutungsfördernd, beruhigend und leicht harntreibend wirkt ihr Harz. Wie Tannen und Fichten gehört auch die Kiefer zu den erprobten Lungenheilmitteln.

- Die *Eberesche* – oder auch Vogelbeere – war der Baum des Donnergottes Donar (Thor) und ebenfalls der Fruchtbarkeit geweiht: Kaum ein Baum war bei den alten Zauberern, Druiden und weisen Frauen so beliebt wie sie. Ihre Ausstrahlung wirkt belebend wie das Rot ihrer Vogelbeeren, überall will sie Wurzeln schlagen, ein Baum der Erweckung, der Lebenskraft. Entgegen der allgemeinen Annahme, die Beeren seien giftig, enthalten sie viel Vitamin C.

Waldbaden heißt die Sinne öffnen

Unsere Sinne öffnen uns das Tor zur Welt. Sehen, hören, riechen, tasten und fühlen – all die Eindrücke, die über sie vermittelt werden, haben einen nachhaltigen Einfluss auf unsere Lebensqualität. Durch sie erleben, bewerten und gestalten wir alles, was uns umgibt, und uns selbst. Je feiner unsere Sinne sind, desto intensiver und klarer erleben wir die Welt und alles, was in ihr geschieht. Alle Impulse erweitern auch unseren Horizont, wir lernen durch sie, entwickeln neue Gedanken und können uns durch sie weiterentwickeln. Sinne, die wir vernachlässigen, können sich nicht entfalten, sie entwickeln sich zurück. Das kann dazu führen, dass unsere Wahrnehmung verarmt und damit auch unser Leben ein Stück ärmer wird. Dabei ist jeder Sinn gleichwertig und Zeugnis unserer Lebendigkeit. Unbewusst und immerfort bedienen wir uns unserer Sinne, ohne uns ihr Funktionieren jedes Mal bewusst zu machen. Der Hirnforscher Gerald Hüther schreibt in seinem Vorwort zu Richard Louvs Werk *Das letzte Kind im Wald?*: »Der Mensch ist Natur: Unser Sinnesapparat ist dafür geschaffen, mit der Natur in direktem Kontakt zu stehen, und wir sind sowohl körperlich als auch kognitiv und psychisch an das Leben in der Natur angepasst. Natur ist auch im Informationszeitalter für den Menschen immer noch so essenziell wie gesunde Ernährung.«

Die über die Sinne gewonnenen Informationen – in der Wissenschaft nennt man dies Perzeption – werden von unserem Gehirn gesammelt, verarbeitet und mit dem abgeglichen, was wir bereits als Erfahrung gespeichert haben. Unsere Wahrnehmung ist daher immer eine Kombination aus im Moment aufgenommenen Impulsen und der Ergänzung mit bereits verarbeiteten Informationen. Vielleicht kennst du das: Manchmal siehst du etwas, was sich auf den zweiten Blick als etwas völlig anderes entpuppt. Die Konstruktion, die unser Gehirn aus verschiedenen Informationen zusammenbaut, kann also von uns fehlinterpretiert werden, ist aber der einzige Weg, die Tausenden Reize am Tag zu verarbeiten, ohne verrückt zu werden.

Wenn du deine Sinne schärfst – und du kannst sie genauso trainieren wie dein Gedächtnis oder deine Muskeln –, fällt es dir leichter, unterschiedliche Impulse zu filtern, klarer zu bewerten und wichtige von unwichtigen Informationen zu trennen. Eine bessere Wahrnehmung vertieft dein (Er-)Leben und macht dich feinfühliger. Schärfere Sinne können so einen echten Vorteil auch in deinem Alltag darstellen und damit deine Lebensqualität steigern. Entscheidend dafür ist allerdings, dass du dein Umfeld und deine Mitmenschen achtsam und bewusst wahrnimmst. Dies ist nur möglich, indem du Ablenkungen so gut wie möglich ausschließt. Bei einem Waldbad steht dir genau eine solche ruhige und reizarme Umgebung zur Verfügung. Sie ist der ideale »Trainingsort« für deine Sinnesschule.

- Deine Augen empfangen unterschiedliche Lichtverhältnisse, zumeist nicht zu dunkles, nicht zu helles Dämmerlicht.

- Der Geruchssinn nimmt neue Eindrücke wahr wie zum Beispiel den Geruch von Holz und Erde.

- Du hörst Geräusche wie Vogelstimmen, das Rascheln der Blätter oder das Plätschern eines Baches.

- Mit den Nervenenden in den Fingern oder nackten Füßen kannst du Naturmaterialien erspüren (Blätter, Rinde, Wurzeln).

- Dein Geschmackssinn wird zum Beispiel durch das Probieren von Beeren angesprochen.

Der Sehsinn – Chef im Ring

Unsere Augen sind wie tiefe Brunnen, in denen sich die Seele spiegelt. An diesen Sinnesorganen erkennst du schnell die Stimmungslage deines Gegenübers. Augen können lachen, weinen und beides auch gleichzeitig.

Der Sehsinn ist der dominante Sinn unserer Wahrnehmung: 80 Prozent der Informationen, die unser Gehirn erreichen, sind visueller Natur. Beim Sehen werden zwei Sichtweisen kombiniert: das zentrale und das periphere Sehen. Richtet sich der Blick bewusst auf einen Gegenstand, so fokussiert das Auge automatisch und wir sehen scharf. Zugleich wird unbewusst das Seitenblickfeld gescannt. Erkennt die Peripherie Gefahr oder etwas Interessantes, so schaltet das Gehirn das zentrale Sehen ein. Dadurch wird Sehen als Einheit erst möglich. Raum und Perspektive können erfasst, Farben gesehen, hell und dunkel unterschieden und Bewegungen erkannt werden. Nur wenn wir beide Sehweisen benutzen, schöpfen wir unser Sehpotenzial aus. Tun wir das nicht, kommt es zu Beeinträchtigungen unserer Sehfähigkeit. Um das periphere Sehen zu trainieren, sind Waldbäder mit ihrer Kombination aus Bewegung und frischer Luft optimal. Außerdem kann man hier wunderbar das In-die-Ferne-Sehen und Scharfstellen üben.

Ich integriere gern entspannende Augenübungen in meine Waldbaden-Seminare. (Einige findest du in diesem Buch ab Seite 130ff.) Auch Entspannungsübungen für den Nacken helfen dabei, die Sehkraft zu erhalten und zu stärken. Der Nacken ist besonders wichtig für das Sehen, denn das Sehzentrum befindet sich im Hinterkopf. Das heißt, ein verspannter Nacken, durch den die wichtigsten Nervenstränge, Adern und Venen in den Kopf gehen, verursacht häufig Sehprobleme.

Denn »nur entspannte Augen mit vollkommen entspannten inneren und äußeren Augenmuskeln können gut sehen«, wie der Erfinder des gleichnamigen Augentrainings, William Bates (1860–1931), betonte. Verspannungen äußern sich auch auf anderen Ebenen: Die beiden Augäpfel sind durch sechs äußere Sehmuskeln mit dem Körper verbunden. Hier findet der Augenstoffwechsel statt. Sind die Muskeln verspannt, stört dies den Stoffwechsel der Augen und damit ihre Kraft. Auch zwischen Kiefer und Augen befinden sich Nervenverbindungen, ein verspannter Kiefer schränkt unser Gesichtsfeld ein.

WOHLTAT FÜR DIE AUGEN

- Die Sehkraft der Netzhautzellen regeneriert bei Dunkelheit – deshalb Dunkelpausen einbauen (siehe Seite 95).
- Lebendigkeit und Bewegung an der frischen Luft, Licht und Sonne und viel frisches Grün helfen gegen Frühjahrsmüdigkeit – aber auch gegen Müdigkeit der Augen.
- Ein Zusatznutzen des Waldbadens ist die Entspannung für unsere Augen. Endlich können sie einmal in die Ferne schauen, dann auch wieder fokussieren. Diese Abwechslung tut ihnen gut.
- Wenn du gerade nicht im Wald unterwegs bist, versuche auch vom Schreibtisch aus, immer wieder nach draußen in die Ferne und ins Grüne zu schauen, wenn das denn möglich ist.

Unermüdlich – der Hörsinn

Von dem deutschen Mediziner und Naturforscher Lorenz Oken (1779–1851) stammt das Zitat: »Das Auge führt den Menschen in die Welt, das Ohr führt die Welt in den Menschen ein.« Tatsächlich ist unser Hörsinn stets auf Empfang und lässt sich nicht ausschalten. Er ist auch der erste Sinn, der sich beim Kind entwickelt, und zugleich dertdifferenzierteste unserer Sinne. Das Ohr verarbeitet mehr als doppelt so viele Sinneseindrücke wie das Auge. Der Hörsinn ist einer der ausgeprägtesten und zugleich am wenigsten erforschten Sinne. Dabei ist Hören Grundlage der Kommunikation, des Lernens und Verstehens. Außerdem beherbergt es den Gleichgewichtssinn. Wir bestimmen damit unsere Position im Raum und können ausmachen, aus welcher Richtung Geräusche kommen. Wir können uns selbst auf ein Gespräch in einer lauten Umgebung konzentrieren und filtern nur die Klänge heraus, die für uns wichtig sind. Unser Gehör leistet Außerordentliches. Anders als die Augen, die wir einfach schließen, wenn wir müde sind oder sie schonen möchten, können wir unsere Ohren nicht schließen. Die Ohren schlafen nie, sie sind 24 Stunden am Tag sieben Tage die Woche geöffnet für alle Eindrücke, die sich über Lautstärke vermitteln lassen. Wenn wir dauerhaftem Lärm ausgesetzt sind, kann das zu Befindlichkeitsstörungen wie Unwohlsein, Kopfschmerzen, Schlafstörungen, Konzentrationsschwierigkeiten und sogar zu Erkrankungen wie erhöhtem Blutdruck, Herz-Kreislauf-Problemen oder psychosomatischen Störungen führen. Deshalb ist es so wichtig, deinen Ohren mal eine Pause zu gönnen. Beim Waldbaden erlebst du einen ganz anderen sanften Geräuschteppich, bei dem du dich wunderbar auf einzelne Laute konzentrieren kannst. Gönne dir regelmäßige Auszeiten vom Alltagslärm, deine Ohren und auch deine Psyche werden es dir danken.

Der Geruchssinn

Er ist der unmittelbarste unserer menschlichen Sinne. Während visuelle, akustische oder haptische Signale erst in der Großhirnrinde des Gehirns verarbeitet werden müssen, wirken Düfte im Gehirn direkt auf das limbische System, wo Emotionen verarbeitet und Triebe gelenkt werden. Wenn man zum ersten Mal einen Raum betritt oder einen unbekannten Menschen trifft, ist es in der Regel der Geruchssinn, der einem den ersten Eindruck verschafft. Zudem ist unsere Erinnerung eng mit Düften und Gerüchen verknüpft. Ein Geruch kann einen urplötzlich in eine lange zurückliegende und längst vergessene Situation zurückversetzen, in der man ihn zum ersten Mal wahrnahm.

Der Geruchssinn lässt sich gut trainieren, da die Riechsinneszellen sich alle 30 Tage erneuern. Es ist sinnvoll, den Geruchssinn ein wenig zu fordern, denn dadurch regen wir die Gehirnaktivität an (auch den Hippocampus, der für unser Gedächtnis zuständig ist), und die Geruchsinformationen können vom Gehirn immer besser ausgewertet werden. Eine »feine« Nase ist auch an jedem Geschmackserlebnis beteiligt und steigert somit ganz allgemein die Lebensqualität. Außerdem werden auch Gefahren schneller und besser erkannt. Im Alter geht der Geruchssinn immer mehr verloren – und es gibt keinen Ersatz dafür. Auch deshalb lohnt sich das Riechtraining. Einer der besten »Übungsräume« ist der Wald mit seinen vielfältigen und fein differenzierten Duftstoffen.

Genusslieferant – der Geschmacksinn

Der Geschmackssinn ist im Vergleich zu unseren anderen Sinnen eher schwach ausgeprägt und schlichter strukturiert. Trotzdem kann er uns Welten eröffnen: Im Zusammenspiel mit unseren anderen Sinnen versetzt er uns in die Lage, Köstlichkeiten zu genießen, und das tut Körper und Seele gut.

Die Zunge unterscheidet fünf Geschmacksrichtungen: süß, sauer, salzig, bitter – und umami, den sogenannten Fleischgeschmack, von dem man erst seit einiger Zeit weiß, dass er proteinhaltige Lebensmittel kennzeichnet. Jede Geschmacksrichtung reizt auf besondere Weise die Sinneszellen in den Geschmacksknospen der Zunge. Im Gehirn wird der Geschmack analysiert. Süßes und Bitteres liefern dabei wichtige Informationen. So hat uns die Vorliebe für süße Nahrungsmittel in unserer Entwicklungsgeschichte das Überleben gesichert, denn der süße Geschmack signalisiert, dass eine Nahrung energiereiche Kohlenhydrate enthält. Auch die Abneigung gegen extrem bittere Speisen ist ein Erbe aus der Frühzeit des Menschen. Denn die meisten giftigen Pflanzen schmecken bitter.

Geschmack entsteht zu 80 Prozent aus dem Geruch. Darum entscheidet es sich auch weniger im Mund, ob uns etwas schmeckt, sondern vor allem in der Nase. Im Laufe unseres Lebens verkümmert der Geschmack: Während ein Jugendlicher noch über gut 9000 Geschmacksknospen verfügt, sind es bei einem alten Menschen nur noch rund 4000. Doch das Geschmacksempfinden kann auch durch eine Ernährung, die reich an künstlichen Geschmacks- und Aromastoffen ist, leiden. Schule deinen Geschmackssinn beim Waldbaden und probiere – vor allem im Sommer – reife Früchte oder Kräuter, die du gut kennst.

Tasten – der intime Sinn

Um unsere Umwelt und den eigenen Körper wahrzunehmen, ist der Tastsinn unabdingbar. Er ist Teil des somatosensorischen Systems und funktioniert noch früher als der Hör- oder der Sehsinn. Darüber hinaus besteht er aus mindestens drei weiteren Sinnen: dem Temperatursinn, dem Schmerzsinn und der Tiefensensibilität oder Propriozeption (Eigenwahrnehmung). Es sind dies Wahrnehmungen, die nicht nur unabdingbare Informationen über die Umwelt und den eigenen Körper liefern, sondern unser gesamtes (Er-)Leben enorm bereichern. Wenn wir nicht fühlen, können wir auch kein Gefühl für uns selbst, geschweige denn für unsere Umwelt entwickeln. Außerdem erfüllen somatosensorische Wahrnehmungen lebenswichtige Aufgaben. Schmerzen warnen uns, dass eine Verletzung oder eine Krankheit uns bedroht. Ein Kribbeln auf der Haut signalisiert Parasiten. Durch Kalt- und Warmrezeptoren in der Haut erspüren wir die Temperatur von Gegenständen und der Umgebung, außerdem ermöglicht der Temperatursinn eine sehr feine Regulation der inneren Körpertemperatur – je nachdem, wie heiß oder kalt es um uns herum ist. Und ohne die Rezeptoren in Muskeln und Gelenken, die über die Position des Körpers im Raum informieren, würden uns selbst einfache Bewegungen schwerfallen. Über Berührung bestärken wir außerdem soziale Kontakte: In den Arm genommen zu werden, beruhigt mehr als tausend Worte.

Beim Waldbaden kannst du eine ganze Welt erfühlen, lass dich darauf ein, den Wald mit Händen und Füßen zu erkunden.

WIE BADET MAN IM WALD? – DR. QING LIS TIPPS ZUM WALDBADEN

- Erstelle dir einen Spazier- oder Wanderplan, passend zu deiner persönlichen Tagesfitness.

- Du solltest beim Waldbaden nicht müde werden. Wenn du es doch wirst, kannst du dich, wo du möchtest, ausruhen.

- Wenn du durstig bist, solltest du Wasser oder Tee trinken, wo immer du möchtest (bei der Planung daran denken, Getränke mitzunehmen).

- Wenn du einen Tag Zeit hast, solltest du mindestens vier Stunden waldbaden und dabei zu Fuß etwa fünf Kilometer zurücklegen.

- Wenn du nur einen halben Tag waldbaden möchtest, dann solltest du mindestens zwei Stunden im Wald bleiben und etwa 2,5 Kilometer zurücklegen.

- Finde einen Platz, der dir gefällt. Du kannst dort sitzen und lesen oder einfach nur die Landschaft genießen.

- Wenn du möchtest, nimm nach dem Waldbaden zu Hause ein warmes Bad.

- Wenn du dein Immunsystem stärken willst, dann nimm ein dreitägiges Waldbad (etwa einmal im Monat, da die erhöhte Aktivität der sogenannten Killerzellen nach einem dreitägigen Aufenthalt etwa 30 Tage anhält).

- Wenn du »nur« den Stress reduzieren willst, mache einen Tagesausflug in ein Waldgebiet in deiner Nähe.

- Waldbaden ist eine vorbeugende Maßnahme, um gesund zu bleiben. Deshalb: Wenn du dich krank fühlst, solltest du einen Arzt aufsuchen.

Waldbaden und deine Gesundheit

Jedes Waldbad wirkt sich positiv auf Körper, Geist und Seele aus, ganz gleich, ob du morgens, mittags oder abends im Wald herumschlenderst oder im Frühjahr, Sommer, Herbst und Winter. Abhängig vom Waldtyp (Laub-, Misch- oder Nadelwald) bildet ein Wald sein spezifisches Klima aus. Das Waldklima zeichnet sich durch folgende gesundheitsfördernde Elemente aus:

- Die hohe Luftqualität und Reduktion von Luftschadstoffen führen zu Entlastung von Atemwegen und Haut und haben eine systemische Wirkung (unter anderem auf Herz und Gefäße). Die Baumkronen bewirken durch ihr Blätterdach und durch Verdunstung eine angenehme Kühle, eine höhere Luftfeuchtigkeit, weniger Wind, eine geringere Lichtintensität (insgesamt keine Wetterextreme).

- Niedrige Lufttemperaturen steigern die körperliche Leistungsfähigkeit und härten ab.

- Spezielle Lichtverhältnisse führen zur Verbesserung der Stimmung und vermitteln Geborgenheit.

- Der federnde Waldboden ist wohltuend bei Gelenk- und Rückenbeschwerden.

- Der Wald nimmt den Lärm: Bereits 100 Meter vom Waldrand entfernt ist »Zivilisationslärm« nur noch halb so stark.

- Auch das Grün wirkt nachweislich beruhigend auf das vegetative Nervensystem und fördert Heilungsprozesse.

- Die Ästhetik des Waldes mit seinen Pflanzen, Bäumen, Pilzen, seinem Holz, Waldboden und seiner Erde wirken harmonisierend.

Somit kann Waldbaden optimal für die Prävention eingesetzt werden. Wähle immer einen Wald, der dir gut gefällt und bereits beim Anblick ein Wohlgefühl bei dir auslöst. Ein dunkler Fichten- oder Tannenwald, der eher düster auf dich wirkt, ist nicht entspannend für dich.

Um medizinische Nachweise für die therapeutischen Wirkungen von Ausflügen in den Wald zu sichern, hat das japanische Ministerium für Landwirtschaft, Forsten und Fischerei in den Jahren 2004 bis 2006 ein Forschungsprojekt initiiert. Es zeigte sich, dass Waldbaden über das psycho-neuro-endokrino-immunologische Netzwerk auf Psyche, Nervensystem, Immunsystem und Hormonsystem wirkt. Insbesondere bei Dauerstress, einem ernst zu nehmenden Risikofaktor für das Immunsystem und die Gesundheit laut der Weltgesundheitsorganisation (WHO), wirken regelmäßige Waldbäder Wunder.

WALDWISSEN

Zusätzliche Wirkungen im Nadelwald:

- Die ätherischen Öle und Terpene kommen im Nadelwald häufiger vor als im Laubwald. Sie haben eine erfrischende, desinfizierende und für die Bronchien heilsame Wirkung.
- Die Nadeln wirken auch im Winter wie ein Sieb, in dem Staub hängen bleibt. Die Luft ist im Vergleich zur Stadt bis zu 99 Prozent staubärmer.

Regelmäßige Waldbaden-Ausflüge ...

- *reduzieren die Konzentration des Stresshormons Cortisol* im Speichel (erhöhte Cortisolspiegel werden mit einer schwächeren Immunfunktion, Herzerkrankungen, Bluthochdruck und Schlaflosigkeit sowie krankhafter Gewichtszunahme in Verbindung gebracht),

- *senken die Konzentrationen von Adrenalin und Noradrenalin* (die im Nebennierenmark produzierten Stresshormone führen bei ständiger Erhöhung zu Bluthochdruck, Arteriosklerose, Schweißausbrüchen, Herzrasen, Kopfschmerzen, Angina pectoris),

- *wirken entlastend auf die präfrontale Gehirnaktivität* (der präfrontale Kortex ist die Gehirnregion, die als Organisator für Zeit und Ressourcen des Gehirns bezeichnet werden kann, er sorgt dafür, dass wir zwei Dinge gleichzeitig erledigen können, zum Beispiel gehen und dabei sprechen, dass wir unsere Impulse kontrollieren und angemessen mit unseren Emotionen umgehen können),

- *senken den Blutdruck* und damit das Risiko für Herz- und Kreislauferkrankungen,

- *schützen das Herz*, indem sich der Spiegel des Hormons DHEA erhöht. In Studien hat sich gezeigt, dass Dehydroepiandrosteron stress- und altersbedingten Vitalitätsstörungen und Ermüdungserscheinungen entgegenwirkt. Es hat einen positiven Einfluss auf das Immunsystem, auf Herz und Kreislauf und die Zellgesundheit. Auch das gefäßschützende Adiponectin steigt an, das eine entzündungshemmende Wirkung zeigt und Blut- und Fettstoffwechsel unter Kontrolle hält.

- *wirken beruhigend und schlaffördernd*, indem sie die autonome Nerventätigkeit stabilisieren (das parasympathische Nervensystem, das zuständig ist für Ruhe, Entspannung, Schlaf, Verdauung, Immunfunktionen und Regenerationsprozesse, wird angeregt; gleichzeitig wird das sympathische Nervensystem gedämpft, das zuständig ist für den Anstieg von Blutdruck, Atmung und Herzfrequenz),

- *stärken die körpereigene Abwehr:* Pflanzliche Phytoncide (bioaktive Substanzen), die die Bäume und Pflanzen an die Umgebung abgeben und die wir über die Atemluft aufnehmen, wirken aktivierend auf unser Immunsystem: Der Bestand an natürlichen Killerzellen, die veränderte Körperzellen erkennen und zerstören können, wird erhöht und diese aktiver. Auch der Vorrat an zellschützenden Eiweißstoffen, sogenannten Anti-Krebs-Proteinen (einschließlich Perforin, Granzym A/B und Granulysin), wird durch regelmäßige Aufenthalte im Wald deutlich erhöht.

- *schützen die Zellen*: Pflanzliche Terpene üben pharmakologische Wirkungen aus, schützen den Körper vor zerstörerischem Zellstress (freien Radikalen), töten Krankheitserreger und stärken das Immunsystem. (Quelle: www.fpi-publikation.de)

WALDBADEN FÜR GEIST UND SEELE

- Es bringt dich in die Ruhe,
- es fördert deine Konzentration,
- es entspannt,
- deine Gedanken können frei herumschweifen,
- es schärft deine Sinne,
- du kannst tiefer atmen,
- deine Stimmung hellt sich auf,
- du kannst dich inspirieren lassen,
- deine Intuition vertieft sich und wird klarer,
- du kannst Glücksgefühle empfinden,
- du gewinnst an Lebensenergie,
- du entwickelst ein Gefühl für die Natur und das für uns alle Gemeinsame in ihr.

Kinder – die geborenen Waldbader ...

... liebe Erwachsene, lasst euch von einem Kind an die Hand nehmen!

„Es waren einmal ... Kinder, die im nahe gelegenen Wald ganz und gar eintauchten: Vertieft in ihr Tun, bauten sie Staudämme an einem wilden kleinen Flüsschen, konstruierten mit Baumstämmen spannende Häuser. Sie saßen stundenlang auf dem Waldboden und beobachteten die vorbeikrabbelnden Tiere, kochten Blättersuppe, kletterten auf Bäume.

Die Kinder waren vollkommen im ›Flow‹. Zeit und Raum vergessend, nahmen sie ein ›Bad im Wald‹. Und da kein Handy sie aus ihrem Flow riss, dauerte das Waldbad auch viel länger als mit den Eltern verabredet ...“

So beginnt meine »Waldbaden-Geschichte«! Es war traumhaft, so frei und ungestört einzutauchen in die Natur. Ich weiß, dass vielen Kindern das nicht gegeben ist, weil sie mitten in der Stadt aufwachsen. Und selbst wenn der Wald vor der Haustüre liegt, gibt es so viel, was (angeblich) dagegenspricht, die Kinder in den Wald zu lassen. Seien es die Ängste der Eltern, die umfangreichen Schulaufgaben oder diverse (Freizeit-)Beschäftigungen am Nachmittag.

Doch das, was wir uns als Erwachsene so mühselig zurückerobern müssen – das absichtslose Eintauchen in die Waldatmosphäre nämlich –, das ist bei Kindern noch ganz natürlich vorhanden. Es ist bei uns nur ein wenig verschüttet. Und wenn wir gemeinsam mit den Kindern auf Entdeckungstour in den Wald gehen, ist es ganz schnell wieder da.

Dann heißt es nur noch: Lass die Kinder die Führung übernehmen, folge ihnen auf ihren Wegen durch die Natur, greife auch mal in den Matsch oder mache »verrückte« Dinge wie den Bäumen Namen geben, zum Beispiel Karl, Hans oder Frieda. Und halte dich mit reiner »Wissensvermittlung« zurück. Was für uns Erwachsene beim Waldbaden gilt, gilt bei den Kindern erst recht: Wir kommen vom Denken ins Fühlen. Und da haben Zahlen, Daten und Fakten nichts zu suchen.

Und nun: Ab in den Wald mit deinem Naturfühlen-Führer!

In diesem Buch findest du viele Ideen dafür, was du mit Kindern im Wald machen kannst. Aber bevor du ihnen ein Programm bietest, überlass die Kinder ihrer Fantasie. Und nur ganz achtsam, hie oder da, streust du eine Einladung ein.

WALDWISSEN

- Nachweislich bietet das Lernen in der Natur Vorteile hinsichtlich Konzentration, Selbstdisziplin, Wahrnehmungsfähigkeit, Gedächtnis und Aufmerksamkeit sowie auch in der sozialen Entwicklung – Kinder arbeiten besser zusammen, sind insgesamt sozialer eingestellt.
- Die Stimulation der Sinne durch Natureindrücke hat immer einen positiven Effekt, insbesondere auch für Demenz- oder Alzheimerpatienten. So steigt die Konzentrationsfähigkeit älterer Menschen nach dem Aufenthalt in der Natur. Demente Personen leiden außerdem weniger unter Unruhe und Aggressionen.

So macht Waldbaden mit Kinder Spaß:

Ausrüstung: gutes Schuhwerk, passende Kleidung – auch für Regen –, kleiner Rucksack, etwas zu trinken und zu essen mitnehmen (Picknick ist sehr beliebt bei Kindern), Korb für die Schätze, die man nach Hause trägt.

- Die Eltern sollten das Waldstück gut kennen.
- Schön ist es, bei längeren Aufenthalten eine Schutzhütte oder Ähnliches als Mittelpunkt zu wählen.
- Wenn man an seinem Platz angekommen ist, kann man ihn mit Naturmaterialien gestalten – das kann zum Beispiel eine kleine Hütte aus am Boden liegenden Ästen sein oder ein Steinmännchen.
- Die Eltern können sich vorher überlegen, was sie im Wald machen könnten. ABER sie sollten sich zuerst einmal auf das einlassen, was die Kinder im Wald ganz intuitiv vorschlagen, wenn man ihnen Zeit gibt.
- Erwachsene sollten sich von ihren Vorstellungen lösen (wir wollen jetzt das und das tun, wir wollen jetzt weiterwandern, jetzt singen …) – lass dich von deinem Kind an die Hand nehmen.
- Zum Loslassen gehört auch die »Wissensvermittlung«, nicht jeder Baum muss gleich erklärt werden und auch das Korrigieren sollte man möglichst bleiben lassen.

- Wenn man zum ersten Mal mit der Familie zum Waldbaden geht, muss man eventuell seine Zeitvorstellung anpassen – gefällt es dem Kind?

- Eltern sollten das Langfristige im Blick haben. Besser beim ersten Besuch früher aufhören, dafür aber einen folgenden Besuch einplanen (wir sollten mal nach deinem Baum schauen, wollen wir mal gucken, ob unser Steinmännchen noch steht …)

- Die Kinder in den Matsch lassen – am besten geht man selbst mit rein!

- Und ganz wichtig: Mache als Erwachsener dein Handy aus – es gibt nichts Schlimmeres, als wenn dein Kind mit dir spielen will, und du musst zwischendurch schnell E-Mails checken. Der Regenwurm ist jetzt wichtiger als die E-Mail vom Chef! Und schließlich ist es ja auch dein entspannendes Waldbad. Und dann viel Spaß im Wald!

Tue dich mit anderen Familien zusammen und mache feste Termine für eure gemeinsamen Waldbäder aus. Termine, die erste Priorität haben! Da ist es ganz gut, wenn es mehrere Familien sind, die sich gegenseitig motivieren.

»Du ähnelst einem Baum, der in der Erde wurzelt und dessen Krone den Himmel berührt. Dies ist das Bild des vollkommenen Gleichgewichts, das den Himmel und die Erde in einem Körper vereinigt.«

(Indianerweisheit)

Zehn Zutaten für ein Waldbad

1 Schlendern

Beim Waldbaden wandern wir nicht von A nach B, wir gehen noch nicht einmal spazieren, sondern wir schlendern langsam und gemütlich eine kürzere Strecke durch den Wald oder, wenn es einem mehr behagt, am Waldrand entlang. Vielleicht kennst du auch das Lied *Schlendern* von Konstantin Wecker, in dem er der Langsamkeit und dem Staunen über die Schönheiten der Natur ein Loblied singt:

Einfach wieder schlendern
ohne höh'ren Drang.
Absichtslos verweilen
in der Stille Klang.

2 Rasten

Von Qing Li, dem japanischen Experten für Shinrin Yoku, stammt dieser kleine wichtige Rat für das Waldbaden: »Wenn du müde bist, mache eine Pause.« Die Pausen, das Rasten, mache ich allerdings schon, bevor ich überhaupt müde bin. Qing Li bringt hier nur zum Ausdruck, dass wir uns beim Waldbaden nicht verausgaben sollten.

In der Gruppe kann man das Rasten durchaus mit einem gesprächigen, fröhlichen Picknick verbinden – wir schweigen beim Waldbaden nicht ständig. Wenn du alleine unterwegs bist, setze dich ruhig zwischendurch, wo es dir gefällt, hin, vertiefe dich in ein Buch (möglichst etwas Besinnliches, Heiteres, nichts, was dich aufregen oder nervös machen könnte), trinke einen Becher Tee, den du dir in einer Thermoskanne mitgebracht hast, und lasse deine Seele baumeln.

3 Alle Sinne weit öffnen

Wenn du durch einen Wald schlenderst und gelegentlich innehältst und rastest, nimmst du durch deine Langsamkeit und Achtsamkeit seine Formen, Farben, Gerüche und sein Licht wahr. Dabei kommen all deine Sinne zum Einsatz. Du kannst mit bestimmten Übungen auch einzelne Sinne »ausschließen« und andere intensiver aufnehmen lassen. Vergiss bitte nicht, dass du, während du eine der Übungen machst, immer den Spaß an der Sache und das Staunen in den Vordergrund stellst und nicht die Überlegung, was du nun mit dieser oder jener »schulst«.

4 Staunen

Staunen wirst du im Lauf deiner Waldbäder unentwegt. Und das ist gut so, lass dich darauf ein. Denn das Staunen – gerade über Dinge, die selbstverständlich wirken – setzt dich zurück auf Anfang und ermöglicht dir einen intuitiven Zugang zur Welt. Jedes Denken, jede Form des Philosophierens über die Welt und was sie zusammenhält beginnt mit dem Staunen. Ich lade dich deshalb herzlich ein: Gehe in den Wald und schaue dir alles an, als würdest du es zum ersten Mal in deinem Leben sehen – und begeistere dich für die kleinen und großen Wunder am Wegesrand, über dir und unter dir ... dieses Blatt, diesen Stein, diesen Käfer ... Es gibt so unendlich viel zu entdecken.

Wir haben uns an so vieles gewöhnt, schauen mit müden Augen und blicken oft einfach durch etwas hindurch, weil wir meinen, es ohnedies schon zu kennen. Insbesondere im Alltag läuft diese Art des Wahrnehmens oft mechanisch und unbewusst ab. Erst, wenn uns etwas in die Quere kommt, müssen wir richtig hinschauen, damit wir nicht darüberstolpern.

Doch was ist mit unserem wachen, neugierigen, aufmerksamen Blick? Der uns aufmerken lässt, uns mit Freude erfüllt, mit Spannung und Lebendigkeit? Dem Blick, der erstaunt etwas Neues, etwas Schönes wahrnimmt oder auch etwas Altbekanntes neu entdeckt? Diesen wachen Blick zu bewahren hält deinen Geist frisch und öffnet dein Herz. Vielleicht hast du diesen Blick schon einmal bei anderen Menschen gesehen. Es ist der offene Blick eines staunenden Kindes, den sie pflegen, mitunter bis ins hohe Alter hinein. Ich bin davon immer ganz fasziniert. Das sind neugierige Augen, die vielleicht nach außen hin etwas müde geworden sind, aber mit einem Strahlen, das sich diese Menschen im Innersten erhalten haben, weil sie neugierig geblieben sind, weil sie immer noch Tag für Tag staunen können. Lass dich von einem dieser Experten für das Staunen einmal beim Waldbaden an die Hand nehmen oder lass dir von einem Kind den Wald zeigen. Ein Dreijähriger kann für eine Strecke von zehn Metern durchaus eine halbe Stunde brauchen, weil es dort so viel zu entdecken gibt: ein ganz bestimmtes rotes Blatt im Blätterhaufen, einen kleinen Zweig oder den Regenwurm.

Staune und freue dich darüber, wie reich und voller Wunder das Leben ist, denn »wer noch staunen kann, wird auf Schritt und Tritt beschenkt« (Oskar Kokoschka).

5 Achtsamkeit

Das Waldbaden ist eine bewährte Stressbewältigungsmethode, die über das eigentliche Erleben im Wald hinaus bis in den Alltag hineinwirkt. Durch die intensiven und zugleich in extremer Langsamkeit erfahrenen Eindrücke vertiefen wir unsere Achtsamkeit für den Moment. Und diese Achtsamkeit nehmen wir ganz automatisch mit in unseren Alltag, auch wenn wir dort unserem ganz normalen Trubel ausgesetzt sind. Von dem Amerikaner Jon Kabat-Zinn, dem Begründer des MBSR (Mindful-Based-Stress-Reduction) stammt die Definition, dass Achtsamkeit eine bestimmte Form der Aufmerksamkeit sei, die »nicht wertend ist und sich auf den gegenwärtigen Moment bezieht, anstatt auf die Vergangenheit oder die Zukunft«. Diese Achtsamkeit üben wir mit Unterstützung des Waldes ein, denn nirgendwo lässt sich diese leichter leben als in der Natur, und nichts ist mehr angewiesen auf unsere Achtsamkeit als die Natur. Durch das wertfreie Annehmen unserer Sinneseindrücke üben wir uns darin, das Leben offen und neugierig zu erkunden und es zugleich so sein zu lassen, wie es ist, ohne darüber nachzudenken, ob etwas nun angenehm oder unangenehm, gut oder schlecht, weiß oder schwarz ist. Insofern kann uns achtsames Erleben dabei helfen, besser mit unserem Leben zurechtzukommen – auch mit allen negativen Erscheinungen, weil wir uns nicht mehr mit Bewertungen daran aufreiben, sondern uns allenfalls über bestimmte Ereignisse, Erscheinungen oder Äußerungen wundern oder es vorbehaltlos bestaunen.

Aus neurobiologischer Sicht können wir Achtsamkeit trainieren. So sind bei konsequentem Üben strukturelle Veränderungen im Gehirn nachweisbar, die mit einer grundsätzlich zufriedeneren Lebenshaltung einhergehen. Achtsamkeit wirkt sich positiv bei Stress, schwierigen Gefühlen, Ängsten und chronischen Erkrankungen aus. Sie verbessert das Selbstmitgefühl und das Mitgefühl mit anderen.

Man unterteilt die Achtsamkeitspraxis in zwei Bereiche:

- Formelle Praxis: Das sind Meditationen im Sitzen und Gehen (siehe auch Seite 112ff). Sie bilden den Kern der traditionellen Achtsamkeitspraxis. Bei der Sitzmeditation wird die Aufmerksamkeit auf den Atem, die Körperempfindungen, die Gedanken und die Gefühle gerichtet. Ein Großteil der Übungen in diesem Buch sind Achtsamkeitsübungen.

- Informelle Praxis: Damit ist die Kultivierung der Achtsamkeit bei allen Tätigkeiten im Alltag gemeint. Du kannst beim Waldbaden die Kunst des Nicht-Bewertens ruhig ausprobieren. Indem du dich beispielsweise ganz achtsam auch Lebewesen zuwendest, die vielleicht vordergründig wenig attraktiv oder gar beängstigend wirken: eine Blindschleiche am Wegesrand oder ein Mistkäfer. Sieh dir diese Lebewesen aufmerksam und vorurteilsfrei an, gewinne eine freundlich-wohlwollende Haltung. Oder: Mache dich auf zum Waldbaden, obwohl es draußen regnet. Zieh dich entsprechend an und versuche, auch diesem Wetter wohlwollend und staunend zu begegnen. Was wird dir dieses Waldbad Besonderes bringen? Achtsamkeit ist der Schlüssel zu einem intensiven, erfüllten und zugleich zutiefst gelassenen Leben oder, wie Jon Kabat-Zinn sagt: »Nur die Gegenwart steht uns zum Leben zur Verfügung. Das Jetzt ist die einzige Möglichkeit, die wir haben, um wirklich zu sehen, wirklich zu handeln, wirklich heil und gesund zu werden. Deshalb ist jeder Moment so unendlich kostbar.«

Die informelle Achtsamkeitspraxis kannst du jederzeit beim Spazierengehen oder Wandern, sogar beim Joggen oder Radfahren einbauen. Du musst lediglich daran denken und es dann einfach tun.

6 Meditation

Einfache Meditationen in das Waldbaden zu integrieren ist eine sehr wirksame Methode, das Erlebte und seine positiven Wirkungen auf Körper, Geist und Seele noch zu vertiefen und zu verstärken.

Als »sinnende Betrachtung« oder »religiöse Versenkung« kann man das aus dem lateinischen Begriff *meditari* abgeleitete Wort Meditation verstehen. Tatsächlich ist die Form der tiefen Besinnung eine in vielen Religionen geübte spirituelle Praxis, wodurch sich der Geist beruhigen und sammeln soll. Heute wird die Meditation, von der es ruhige und bewegte Formen gibt, oft als Entspannungsmethode, zur Stressbewältigung und zur Unterstützung des allgemeinen Wohlbefindens praktiziert und auch in Kursen gelehrt. Die positive Wirkung des regelmäßigen Meditierens auf das Immunsystem und das Gehirn ist wissenschaftlich erwiesen, vor allem, was die sogenannte graue Hirnsubstanz anbelangt, die sich vor allem aus Nervenzellkörpern zusammensetzt. Ihre Menge korreliert mit der Intelligenz eines Menschen sowie allen anderen Hirnleistungen. Das wiederholte stille Sitzen oder Üben vergrößert die Dichte der grauen Substanz im Hippocampus (dieses Gehirnareal spielt eine wichtige Rolle bei der Erinnerung und beim Lernen) sowie in Regionen, die für Selbstwahrnehmung und Mitgefühl zuständig sind. Gleichzeitig verringert sich die Dichte der grauen Hirnsubstanz an der Amygdala (Mandelkern), unser Signalgeber bei bedrohlicher Überlastung, der hormonelle Stressreaktionen im Körper auslöst. Hier ist dies ein positives Zeichen, da der Substanzabbau als Hinweis auf ein deutlich vermindertes Stresserleben gedeutet wird: Der Hirnkern wird durch das häufige Meditieren weniger alarmiert und dadurch weniger beansprucht. Zugleich bessern sich die Blutwerte, die Stresshormone nehmen ab.

TIPP

Schenke dir jeden Tag ein paar Minuten Meditation, sei es im Stehen oder Sitzen, durch Beobachten des Atems, eine Qigong-Übung oder eine der anderen Übungen in diesem Buch, und du wirst ein glücklicherer und zufriedenerer Mensch. Besonders an Tagen, wenn das Gedankenkarussell verrücktspielt oder wenn du erschöpft bist, bringt dich eine kleine Meditation im Nu wieder in die Spur, am besten natürlich im Wald oder im Grünen. Meditation beim Waldbaden lässt dich Kraft schöpfen in einem ganz besonderen Raum. Du kannst dich zudem liebevoll der Natur zuwenden und deine Erfahrungen anschließend mit in den Alltag nehmen und auch hier versuchen, mit dem Meditieren anzufangen.
Alle Meditationen mit Anleitung in diesem Buch sind einfach, du kannst sie überall und zu jeder Tageszeit praktizieren.

7 Atmen

Atemübungen sind beim Waldbaden besonders wichtig, denn über den vertieften Atem nehmen wir die Terpene, die Luftfeuchtigkeit und die sauerstoffreiche Luft im Wald viel besser auf. So wird jedes Waldbad für deinen Körper eine Wohltat. Außerdem kannst du dich durch eine bewusste Verbindung mit deinem Atem besser von stressbedingten Verspannungen befreien und kommst zu dir. Denn jede Atemübung wirkt wie eine kleine Meditation oder Achtsamkeitsübung. Mit jedem Wahrnehmen des Ein- und des Ausatmens sowie der kleinen Atempause zwischendurch kommst du ganz von selbst ins Hier und Jetzt. Die Atemübungen in diesem Buch sind alle für Einsteiger geeignet (siehe Seite 116f). Wenn dich das Thema mehr interessiert, kannst du auch einmal einen Kurs bei einem Atemtherapeuten machen (zum Beispiel an Volkshochschulen).

DAS SAGT DIE WISSENSCHAFT

Psychologische Studien haben gezeigt, dass die reine Aufmerksamkeit auf den Atem – ohne den Versuch, ihn auf irgendeine Weise zu beeinflussen – einen beruhigenden Effekt hat: In einem Test wurden Versuchspersonen ohne Meditationserfahrung gebeten, über einige Minuten ihren Atem zu beobachten. Eine andere Gruppe musste sich geistig mit etwas beschäftigen, zum Beispiel Kopfrechnen. Bei der ersten Gruppe mit der Atembeobachtung konnte man feststellen, dass sich das Atemvolumen vergrößerte, die Atemfrequenz ruhiger und gleichmäßiger wurde, und damit auch der Herzschlag.
Zudem erhöhte sich das subjektive Gefühl von Ruhe. Negative Gefühle wie Angst, Irritation, Ärger oder Verlegenheit wurden weniger.
(Quelle: Roman von Wartburg, MBSR-Lehrer)

8 Sanfte Bewegungen

Die Gehbewegung beim Schlendern ist an sich schon sehr sanft. Doch zwischendurch kannst du durchaus einige besondere Bewegungen zur Aktivierung einbauen. Besonders, wenn du in der Zeit vor dem Waldbad längere Zeit gesessen hast.

Ich bevorzuge als ausgebildete Taijiquan-Lehrerin ebenso wie Dr. Qing Li Qigong-Übungen, die ein fester Bestandteil der Traditionellen Chinesischen Medizin sind und die sich mit der Lebensenergie (chinesisch: Qi) beschäftigen. Mit den sanften, langsam und achtsam ausgeführten Körperübungen kannst du dein Qi stärken, harmonisieren oder beruhigen. Nebenbei helfen sie dir auch dabei, deinen Atem zu vertiefen. Dein Körper wird dadurch besser mit Sauerstoff versorgt und du kommst gleichzeitig in die Ruhe und wirst wacher, sodass deine Sinne beim Waldbaden weit geöffnet sind.

Du kannst hierzu eine der Qigong-Übungen ausprobieren (siehe Seite 99ff.), die alle einfach sind und die du auch problemlos ohne Lehrer bewältigen kannst. Du kannst dir aber auch einfach einen schönen Platz auf deinem Weg suchen und dich und deinen Körper sanft durchdehnen.

9 Augenentspannung

Wir verlangen unseren Augen im Alltag ganz schön viel ab. Das stundenlange Starren auf Monitore, Smartphones und Tablets fordert seinen Tribut: 68 Prozent der Generation Y (in den 80er-Jahren Geborene) leidet an einer »digitalen Krankheit« der Augen, wie eine Studie aus dem Jahr 2015 zeigt (www.thevisioncouncil.org). Laut der Untersuchung reichen schon zwei Stunden täglich vor dem Bildschirm aus, um die Augen langfristig zu schädigen. Warum das so ist, erklären die Forscher ebenfalls: Das menschliche Auge blinzelt durchschnittlich 18 Mal pro Minute. Doch das Betrachten eines Bildschirms verhindert dieses Blinzeln, weil das Auge einen bestimmten Bereich fokussieren muss. Die Folge: Die Augen sind häufig trocken und gerötet, können sogar schmerzen. Hinzu kommen Kopf-, Nacken- und sogar Rückenprobleme. In der Regel sitzen wir alle viel länger als die maximal empfohlenen zwei Stunden vor den Geräten!

Auch Kinder betrifft es extrem: In Deutschland sind immer mehr Schüler kurzsichtig. »Kinder machen heute viel mehr Naharbeit als früher und spielen weniger draußen. Dadurch wächst der Augapfel in die Länge«, sagt Dr. Georg Eckert, Pressesprecher des Berufsverbandes der Augenärzte in Deutschland.

Augenentspannung tut deshalb not und ist mir ein wichtiges Anliegen, auch beim Waldbaden. Im klassischen Shinrin Yoku finden sich hierzu keine Ansätze, allerdings habe ich in vielen Jahren Seminararbeit festgestellt, wie gut sich Augenentspannungsübungen in das Waldbaden integrieren lassen. Vor allem vor dem Hintergrund, dass der Wald mit seinem Grün so entspannend auf diese Sinnesorgane wirkt.

Ein Heilstein für die Augen ist grün, der Smaragd. Bei dem Edelstein handelt es sich um einen Beryll, der durch Chromoxid seine leuchtend grüne Farbe erhält. Der Beryll gilt als der wichtigste Heilstein für die Augen. Er soll die Augen stärken und Entzündungen schon durch Auflegen lindern.

10 Solozeit

Besonders dann, wenn man als Gruppe beim Waldbaden unterwegs ist, ist Solozeit ein wichtiger Punkt. Der Begriff »Solozeit« setzt sich aus dem lateinischen Wort *solus*, zu Deutsch: »allein«, und dem deutschen Wort »Zeit« zusammen. Er bedeutet nichts anderes, als dass man sich von der Gruppe oder von der Partnerin, dem Partner trennt, auf sich konzentriert und die Zeit zum Schweigen nutzt, um sich an einen Baum zu lehnen, zu meditieren oder auch, um einen Baum zu umarmen. Man vereinbart deshalb Solozeiten, in denen jeder etwas für sich unternimmt. Nach einer bestimmten Zeit trifft man sich wieder und macht sich gemeinsam auf den Rückweg oder picknickt zusammen, um sich noch etwas auszutauschen.

In Japan findet das Waldbaden als therapeutische Maßnahme hauptsächlich in der Gruppe statt, deshalb ist das Thema Solozeit dort ein ganz besonderes Anliegen.

WALDBADEN IST …

- Entschleunigung und Langsamkeit
- ruhen und rasten
- die Sinne öffnen
- vertiefter Atem
- sanfte Bewegungen
- Entspannung für die Augen
- (wieder) staunen (lernen)
- im Hier und Jetzt sein
- gelebte Achtsamkeit
- Zeit für sich – Solozeit
- berühren – berührt werden
- erden und verwurzeln
- Stille erfahren
- Zu-sich-Kommen
- Freude an der Natur empfinden
- Natur schützen
- Erinnerung
- Genuss
- Glück
- Hingabe
- Lebensfreude
- Ankommen und Entdecken

Gibt es beim Waldbaden eine Winterpause?

Waldbaden geht also langsam ... wir machen Pausen ... wir eilen nicht durch den Wald ... wir üben uns in Achtsamkeit und Meditation. Im warmen Sommer, wenn die Sonne uns wärmt, geht das alles prima. Doch was ist bei Regen und wenn der Schnee zentimeterdick im Wald liegt?

Ja, gerade dann lade ich dich herzlich ein, nach draußen zu gehen und alle Jahreszeiten wieder auf der Haut zu spüren und mit allen deinen Sinnen wahrzunehmen. Erst dann er-leben wir die Natur und uns selbst richtig. Geschlossene Räume und Heizungsluft schirmen uns besonders im windigen Herbst und im kalten Winter von der Außenwelt ab. Da braucht es schon ein wenig Überwindung, sich auf den Weg in den Wald zu machen.

Doch du wirst sehen, es sind nur die ersten Schritte, die einen herausfordern. Zuerst, so erfahre ich es mit meinen Gruppen, ist da ein gewisser Stolz: »Ja, ich gehe mit!« Dann kommt sehr schnell das Staunen: »Die Wassertropfen glitzern wie kleine Diamanten«, »Die Luft fühlt sich so rein an«, »Die Kälte prickelt erfrischend im Gesicht«, »Ich wusste gar nicht mehr, wie der Schnee knirscht«... Und am Ende, nach dem Waldbad, freuen sich alle mit glühenden Wangen auf einen warmen Tee zu Hause. Und klar, zum nächsten Winter-Waldbad möchten sie wieder eingeladen werden!

Jede Jahreszeit hat ihre besonderen Seiten, und diese gerade beim achtsamen Waldbaden kennenzulernen, ist wunderbar. Denn nur beim Waldbaden nehmen wir jede noch so kleine

Veränderung, die der Jahreslauf mit sich bringt, bewusst wahr. Und wir verstehen das Prinzip des Lebens – unseres Lebens, mit seinem Wachsen, Gedeihen, Reifen und Vergehen. Wir sehen, wie es die Natur eingerichtet hat, immer wieder Neues erwachen zu lassen, und das funktioniert nur, wenn Altes losgelassen wird.

Auch wir können neuen Atem erst aufnehmen, wenn wir den alten gehen lassen: einatmen – ausatmen ... so einfach ist das. In jeder Minute unseres Lebens.

Ab Seite 142ff lade ich dich zu drei Jahres-Waldbädern ein. Ich würde mich freuen, wenn du dich auf eines dieser Bäder einlassen könntest. Dann entgehen dir nicht die feinen Knospen an den Bäumen, sogar schon im Winter, oder die ersten blühenden Pflänzchen am Waldboden, die das Licht noch ausnutzen, bevor ein zarter Grünschleier sich über die Bäume legt. Dir entgeht auch nicht der sanfte Wechsel der Blätter: vom hellen Frühlingsgrün zum saftigen Sommergrün und zum Farbfeuerwerk des Herbstes. Du nimmst wahr, dass die Luft ganz anders riecht – im Winter, Frühling, Sommer und Herbst. Du hörst diese besondere Stille im Winterwald und das fröhliche Erwachen im Frühlingswald.

Und auch das zeigt uns die Natur: Im Winter sollten auch wir öfters still werden und uns auf das Wesentliche besinnen. Im Sommer dürfen wir das pralle Leben genießen. Immer im steten Wechsel.

Die Jahreszeiten können uns ein guter Lehrer sein. Deshalb: Gehe hinaus in die Natur und schaue dir einfach an, was um dich herum passiert. Mehr braucht es nicht.

FRAGEN UND ANTWORTEN

Muss ich beim Waldbaden Bäume umarmen?

Nein, musst du nicht, du darfst aber schon. Probiere es doch mal aus, dich einfach vor einen Baum zu setzen oder dich dort hinzustellen und dich an ihn anzulehnen. Wie fühlt sich das an? Vielleicht hast du dann auch einmal Lust auf eine innige Umarmung.

Muss ich beim Waldbaden die ganze Zeit schweigen?

Nein, aber wenn man mit einer Gruppe unterwegs ist, die sich munter unterhält, geht das achtsame Wahrnehmen leider irgendwann unter. Dann ist es eben doch »nur« spazieren gehen. Deshalb unbedingt immer wieder schweigende Zeiten miteinander ausmachen. Am besten sprecht ihr vorher darüber und vereinbart, dass ihr in regelmäßigen Abständen schweigt, wenn eine/r dazu das Bedürfnis hat. Dazu könnt ihr eine Geste vereinbaren (zum Beispiel Hand heben und den Fingern an den Mund legen). Es ist wichtig, dass ihr dieses Bedürfnis nach Schweigen und den Wald zu spüren respektiert.

Macht mich der Wald gesund?

Der Wald ist sicher ein Therapeutikum, aber Waldbaden soll »leicht« sein, im Sinne eines zutiefst freudvollen, kraftspendenden und sinnvollen Erlebnisses. Insofern kann dieses Sich-mit-der-Natur-Verbinden auch eine effektive Maßnahme zur Erhaltung deiner Gesundheit und zur Stärkung deines Immunsystems sein (siehe: Wie wirkt Waldbaden auf die Gesundheit? Seite 13). Im Rahmen einer Therapie gibt es immer eine gewisse Verpflichtung des Patienten mitzumachen, also bestimmte Maßnahmen zu verfolgen, Medikamente einzunehmen et cetera, das nennt man Compliance. Und diese ist auch im ärztlichen Sinn entscheidend für einen eventuellen Heilungserfolg. Waldbaden ist aber niemals Pflicht, sondern immer ein »Alles kann, nichts muss«. Ich halte dies für einen ganz zentralen (und befreienden) Gedanken. Die Teilnehmerinnen und Teilnehmer an meinen Seminaren beziehungsweise Gruppen können meine Einladungen annehmen, verändern oder auch lassen. Sie müssen auch nicht erklären, warum sie etwas nicht oder anders tun – und gerade das macht sie frei (und sie machen dann doch immer mit).

Bekomme ich mit Waldbaden meinen Stress besser in den Griff?

Ja, Waldbaden ist eine effektive Stressbewältigungsmethode (in Japan und Südkorea auch als solche anerkannt). Vielleicht ein Ausblick für uns, angesichts eines überstrapazierten Gesundheitssystems – es kostet nicht mal etwas.

Wie muss ich mich auf das Waldbaden vorbereiten?

Ich finde es besonders schön, dass jeder Mensch, jedes Kind und jeder Erwachsene mit dem Waldbaden für sich und seine Gesundheit aktiv etwas tun kann, ohne sich ein besonderes Wissen aneignen oder sich besonders dafür anstrengen zu müssen. Beim Waldbaden brauchst du nur in den Wald zu gehen und Langsamkeit zu üben (ja, ich weiß, das ist manchmal schon schwierig genug). Wenn es etwas Besonderes zu beachten gilt, findest du das bei den Einladungen im Übungsteil.

Was ist der Unterschied zum Spazierengehen, Wandern oder Joggen?

Bei all diesen Tätigkeiten nimmst du ebenfalls sehr gut Terpene und Sauerstoff auf und kommst auch in den Genuss der Farben und Geräusche des Waldes (außer man hat Musik im Ohr). Aber man hat in der Regel eine bestimmte Strecke oder ein Ziel vor Augen, die es einem ermöglicht, mit einer gewissen Unachtsamkeit zu gehen oder zu laufen. Beim Waldbaden ist das ganz anders. Du gehst zum einen nur eine relativ kurze Strecke (aber diese viel langsamer), du hast kein Ziel, außer vielleicht das, deine Sinne zu öffnen, zu genießen, Ruhe zu finden, im Hier und Jetzt anzukommen. Deine Erfahrungen aus deinem Waldbad kannst du jedoch sehr gut mit zum Joggen oder Wandern nehmen: Wenn du hie und da eine bewusste Atem- oder Achtsamkeitsübung einbaust, kommst du nach dem Sport entspannter aus dem Wald, so die Erfahrungen meiner Seminarteilnehmerinnen und -teilnehmer: also nicht ein Entweder-oder, sondern ein Sowohl-als-auch.

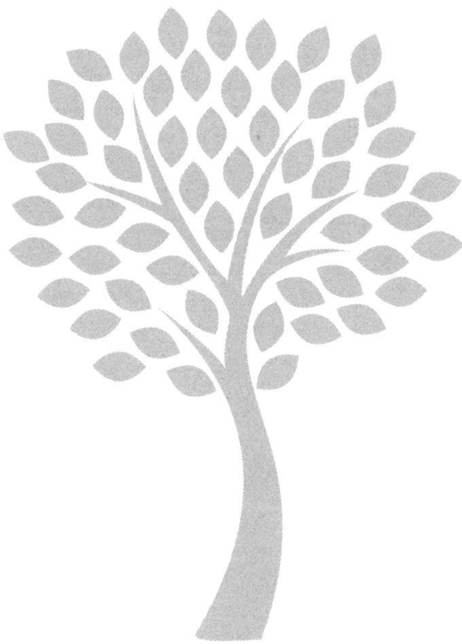

DIE WALD-BADEN-ÜBUNGEN

Auf den nächsten Seiten findest du verschiedene Einladungen zum Waldbaden. Jede Übung steht für sich, du kannst Sie auch nach Belieben ändern, ganz, wie du dich dabei wohlfühlst.

Kleine Anleitung zum Waldbaden

- Blättere den Übungsteil durch und suche dir für ein Waldbad zwei oder drei meiner Einladungen aus.
- Suche aus, worauf du Lust hast. Alles kann, nichts muss!
- Lass dich von dir und deinen Bedürfnissen leiten.
- Wenn ihr als Gruppe unterwegs seid, ist es sinnvoll, wenn einer die Übungen vorliest oder anleitet.
- Lasst alles, was euch vom Waldbaden ablenken könnte, zu Hause (Handy, Fotoapparat).
- Lasst euch auf die Langsamkeit und das ruhige Dahinschlendern ein.
- Bevor es losgeht, zur Ruhe kommen, für circa fünf Minuten die Augen schließen, ruhig stehen, auf den Atem konzentrieren.
- Dann einfach losschlendern, schauen, riechen, hören, fühlen und immer wieder innehalten.
- Zwischen den Übungen immer wieder schlendern, stehen bleiben, wahrnehmen ... Das geht auch zu zweit, so könnt ihr euch gegenseitig auf besondere Dinge am Wegesrand aufmerksam machen, einfach zeigen, nicht groß darüber diskutieren, weiterschlendern und wieder Besonderes anschauen.

- Immer weiter im Wald baden. Zwischen dem Anfang und dem Ende ist eine Augenentspannung (siehe Seite 130ff) wohltuend.

- Zum Abschluss kannst du noch einmal innehalten und dich fragen: Wie ging es mir vorher? Wie geht es mir jetzt?

- Wenn ihr zu mehreren unterwegs seid, könnt ihr euch noch zu einer Abschlussrunde zusammenfinden und euch über eure Erfahrungen austauschen. Was haben die Übungen mit euch »gemacht«?

SCHÜTZE DEINEN WALD

Achte bitte immer darauf, das empfindliche Ökosystem Wald nicht zu beschädigen. Dazu gehört in erster Linie, nicht zu rauchen, kein Feuer zu machen und nichts zu zerstören. Dazu gehört auch, Hunde nicht frei laufen zu lassen, ihre Überbleibsel einzusammeln und mitzunehmen. Anders als Kot der Waldbewohner Reh und Hase, die Pflanzenfresser sind, zersetzt sich der von Hunden langsamer und enthält oft schädliche Parasiten. Wenn du dies beachtest, tust du einiges dafür, dass dir und deinen Kindern der Wald in seiner biologischen Vielfalt erhalten bleibt.

Eröffnungsritual

ANKOMMEN

Du hast dich entschieden, heute ein Waldbad zu nehmen, prima. Dann mache doch zu Beginn ein kleines Ritual, das dich auf deine Zeit im Wald einstimmt.

- Gehe ein Stück am Waldrand entlang und in den Wald.
- Lasse deinen Blick umherschweifen und finde einen Stein, der dir ins Auge fällt. Nimm ihn in die Hand und trage ihn bei dir.
- Finde einen Platz, an dem du dich wohlfühlst, vielleicht eine kleine Lichtung. Wenn ihr zu zweit oder mehr seid, stellt euch entweder gegenüber oder im Kreis auf.
- Nun sagt bitte jeder im Kreis nacheinander seinen Namen und findet ein Wort dafür, was dieser Wald für ihn bedeutet.
- Wenn du allein bist, denke dir dieses Wort und lege deinen Stein vor dich oder in den Kreis. Lege in Gedanken alles andere, was dich im Hintergrund bewegt, dort ab, Stress, Sorgen, Probleme – was immer du hier an diesem Platz lassen willst.
- Schalte nun den Kopf »aus« und lasse dein Gedankenkarussell schweigen, soweit es dir möglich ist. Ab jetzt übernehmen deine Gefühle, deine Sinne und deine Wahrnehmung, deine innersten Wünsche und Bedürfnisse die »Führung«.
- Dein Waldbad beginnt – schlendere gemütlich los.

- Versuche, wirklich langsam zu gehen – vielleicht hilft dir die Einladung »In der Langsamkeit ankommen« (siehe Seite 68). Und genieße nun die Atmosphäre des Waldes in vollen Zügen. Viel Freude dabei!

FÜR KLEINE SAMMLER

- Kinder lieben es, Steine zu sammeln und »etwas damit zu machen«, wie zum Beispiel einen Kreis zu legen. Überlege, je nach Alter der Kinder, mit welcher Frage sie den Stein ablegen können. »Was bedeutet Wald für dich?« ist für die Größeren sicher gut geeignet. Und für die kleineren Walderforscher: »Was möchtest du heute bei unserem Waldspaziergang am liebsten machen?«, »Welche Waldtiere magst du sehr gern?«, »Was gibt es hier Besonderes, damit wir uns den Platz merken, wo wir die Steine hingelegt haben? Wir wollen sie ja am Ende mit nach Hause nehmen.«
- Kinder dürfen auch ruhig mehrere Steine ablegen.
- Diese Übung ist übrigens auch für alle Wanderer ein guter Start!

IN DER LANGSAMKEIT ANKOMMEN

Ein besonderes Merkmal eines Waldbades ist die Langsamkeit, das Entschleunigen, das Schlendern. Die Einladung, die sich so einfach anhört: »Gehe nun langsam den Waldweg entlang«, ist oft gar nicht so einfach anzunehmen. Warum eigentlich langsam unterwegs sein? Aus China stammt die Spruchweisheit: »Schildkröten können dir mehr über den Weg erzählen als Hasen.« Übertragen auf ein Waldbad bedeutet dies, dass erst die Langsamkeit es uns ermöglicht, einen Wald wirklich zu erleben: Wir wollen uns von ihm beeindrucken lassen, wir wollen ihn erfahren und auf uns wirken lassen – wir wollen seine Lebendigkeit spüren, uns am Leben freuen.

Hier ein paar Tipps, wie du entschleunigen kannst und dir Langsamkeit gelingen kann:

- Nimm dir nur einen kurzen Weg vor – dafür aber viel Zeit. Du merkst beim Gehen, dass du dir alle Zeit der Welt lassen kannst. Das entspannt und nimmt den Erfolgsdruck.

- Probiere verschiedene Geschwindigkeiten aus – gehe mal schneller, mal langsamer. Hast du die Geschwindigkeit gefunden, die du als passend empfindest, nimm noch Tempo heraus – dann bist du auf einem guten Weg in die Langsamkeit.

- Bleibe immer wieder stehen und nimm deinen natürlichen Atemrhythmus wahr. Wenn du deinen Weg wieder aufnimmst, sage dir in Gedanken: Ich gehe langsam Schritt für Schritt. Oder du denkst einfach nur das Wörtchen: Laaangsam, laaangsam …

- Mit der Zeit wirst du das langsame Unterwegssein mehr genießen. Es kommt automatisch, wenn du öfter im Wald badest.

ABSICHTSLOS SCHLENDERN

Absichtslos schlendern und im Wald unterwegs sein – also ohne Ziel und ohne Erwartungen an den Wald oder an dich selbst, gleichzeitig jedoch mit voller Aufmerksamkeit im Hier und Jetzt sein – das ist meine Einladung an dich.

- Wenn du deine für dich passende Langsamkeit gefunden hast, dann lasse bewusst alles Wollen und Müssen los, du bist völlig frei. Vertraue auf dein Gefühl. Gehe los – im Idealfall – ohne zu wissen, wohin der Weg dich führen wird. Verlasse den Weg und gehe mal rechts- oder linksherum. Folge deinem inneren Kompass.

- Mache diese Übung anfangs etwa 15 Minuten lang – später auch gern länger. Doch solltest du dich dort, wo du die Übung machst, gut auskennen, damit du dich nicht verläufst. Selbst in einem größeren Stadtpark kannst du das absichtslose, aber aufmerksame Schlendern einmal ausprobieren.

FREIRAUM SCHENKEN

Seid ihr zu mehreren unterwegs, so achtet darauf, dass ihr euch genügend Freiraum gebt, damit ihr euch nicht ständig über den Weg lauft. Schön ist ein anschließender Austausch.
Kindern musst du nicht erklären, dass sie absichtslos und achtsam durch den Wald streifen sollen – sie tun es sowieso. Lasse ihnen freie Wahl, wo sie hinlaufen möchten, und folge ihnen, ohne einzugreifen. Lasse dir von deinen Kindern den Weg und all die Dinge, die sie entdecken, zeigen und halte dich mit »Wissensvermittlung« zurück.

Einladungen für alle Sinne

RUNDUMBLICK

Du kennst das: Zu Hause am Frühstückstisch, in der Schule oder am Arbeitsplatz hat jeder seinen festen Platz – und wenn dann doch einmal gewechselt wird, sieht selbst der so vertraute Raum anders aus. So ist es auch beim Spazierengehen: Laufen wir einen Pfad hin und wieder zurück, wundern wir uns auf dem Rückweg, was es noch alles am Wegesrand zu sehen gibt.

Bei dieser Einladung geht es darum, dass du deine Blickrichtung änderst und damit viel mehr um dich herum wahrnimmst.

Bleibe an einem Platz im Wald stehen, egal wo es ist, gern ganz spontan.

- Schaue zuerst eine Weile in deine Blickrichtung und nimm alles, was du siehst, riechst, hörst, wahr – alle Eindrücke werden schon alleine dadurch, dass du stehen geblieben bist, intensiver.
- Schaue auch nach oben in den Himmel oder in die Baumkronen und nach unten auf den Waldboden direkt vor dir.
- Dann drehe dich ganz langsam um 90 Grad nach rechts, bleibe wieder stehen und schaue, rieche, höre ins Grüne hinein.
- Das machst du noch dreimal, bis du wieder am Ausgangspunkt angekommen bist.

- Abschlussbetrachtung: Wie war es für dich, den Wald einmal aus verschiedenen Blickrichtungen wahrzunehmen? Hast du etwas entdeckt, was du vorher nicht gesehen hast? Hast du etwas Neues gehört? Gerochen?

- Möchtest du nochmals eine Position einnehmen, weil sie dir so gut gefallen hat oder weil du etwas noch genauer in Augenschein nehmen möchtest? Dann tue es einfach.

- Wiederhole die Übung auf deinem Weg, sooft du möchtest.

TIPPS

- Mache die Übung mit geschlossenen Augen und dann erst mit offenen Augen. Oder du kannst dich ganz langsam um deine eigene Achse drehen, je nachdem, wie gut du dein Gleichgewicht halten kannst mit geschlossenen und anschließend mit offenen Augen. Spiele mit dieser Übung und versuche, auch in deinem Alltag öfter mal einen anderen Blickwinkel einzunehmen.
- Kinder brauchen etwas Geduld für diese Übung. Etwas spannender wird sie, wenn alle in eine Richtung gucken und dann berichten, was sie Kleines entdeckt oder was sie Leises gehört haben – das beliebte alte Kinderspiel »Ich sehe was, was du nicht siehst« kann hier zum Einsatz kommen.

DIE WALDATMOSPHÄRE RIECHEN

Meistens nehmen wir den Duft des Waldes bei einem Spaziergang nur nebenbei wahr. Am Ende können wir oft nicht sagen, was wir eigentlich gerochen haben, es sei denn, es war etwas sehr Intensives darunter.

- Gehe nun langsam auf einem Waldweg entlang. Nimm dabei alle Gerüche bewusst auf – es ist nicht wichtig zu wissen, was du da riechst. Wichtiger ist, was du mit den Gerüchen verbindest. Vielleicht kommen dir dabei Erinnerungen in den Sinn: »Das riecht hier nach Kindheit«, »So duftet unsere Maibowle«, »Das riecht nach den Ferien im Bayerischen Wald« …

- Lass alles einfach zu, ohne dass du dir darüber groß Gedanken machst. Versuche nicht, einen Geruch mit irgendeiner Pflanze zu verknüpfen, deren Name dir gerade nicht einfällt.

- Nachdem du auf diese Weise eine Weile gegangen bist, bleibe stehen und nimm so ebenfalls alle Gerüche auf. Schnuppere in jede Richtung.

- Stecke deine Nase in das feuchte Moos am Wegesrand, hebe ein Handvoll Blätter auf und rieche daran oder schnuppere an einem verwesenden Baumstamm. Riecht auch ein Stein? Oder das Wasser im Bachlauf? Der Morgentau auf den Blättern?

- Du kannst Moos oder Gräser in die Hand nehmen, daran riechen und sie dann mit den Fingern zerreiben.

- So setzt du deinen Riechspaziergang beliebig lang fort.

BLIND RIECHEN

Wenn du beim Riechen deinen Sehsinn Pause machen lässt, kannst du die Gerüche noch intensiver wahrnehmen. Am besten geht das natürlich mit einer Partnerin oder einem Partner.

- Du setzt dich auf eine Bank oder einen Baumstumpf und schließt die Augen. Deine Partnerin/dein Partner holt nun Naturmaterialien herbei und lässt dich daran schnuppern. Er behält dabei die Dinge in der Hand, denn so wird auch dein Tastsinn nicht beansprucht, und du musst dich alleine auf deinen Geruchssinn verlassen.

- Erkläre deinem Gegenüber, welchen Duft du wahrnimmst. Dafür musst du nicht sagen, was es genau ist, was du da erschnupperst. Beschreibe den Geruch. Ist er holzig, blumig, feucht, angenehm, faulig, harzig ...? Erzähle deiner Partnerin/deinem Partner von den Erinnerungen, die dir in den Sinn kommen.

- Deine Partnerin/dein Partner lässt alle Naturmaterialien vor dir liegen. Öffne nun die Augen und sieh dir zuerst alle Dinge nur an. Kannst du sie den Gerüchen zuordnen? Nimm sie dann in die Hand und rieche nochmals daran.

- Anschließend tauscht ihr die Rollen.

- Ihr könnt die Übung auch im Gehen machen. Du schließt die Augen und deine Partnerin/dein Partner führt dich an verschiedene Objekte heran, zum Beispiel an einen Baum, zu einem Holzstapel, an ein Totholz ... Du lässt die Augen immer geschlossen. An Ort und Stelle angekommen, nimmst du den Geruch wahr. Danach tauscht ihr die Rollen.

- Abschlussbetrachtung: Wie hat es sich angefühlt, nur zu riechen. Wie war es, »blind« durch den Wald geführt zu werden. Wo könntest du diese Übung noch machen?

VARIANTE

- Die Übung kannst du auch alleine machen. Setze dich hin und lege dir verschiedene Materialien in den Schoß oder neben dich in Reichweite. Dann schließe die Augen und rieche nach und nach an allem, was du vorher gesammelt hast. Lasse die Augen dabei geschlossen. Am Ende riechst du nochmals an allem mit geöffneten Augen.
- Wenn du unterwegs bist, bleibe stehen, schließe die Augen und rieche an der Baumrinde, an einem Strauch, an einem Baumstumpf.
- Vergleiche, wie es ist, wenn du die Augen geöffnet oder geschlossen hast, auch wenn du weißt, an was du riechst.

Probiere das immer wieder aus, damit trainierst du auf spielerische Art und Weise deinen Geruchssinn.

DEN WALD UND DIE STILLE HÖREN

Ein Gewirr von Schallwellen trifft permanent auf unser Gehör, das unglaublich gut darin ist, dieses zu entzerren, zu filtern und uns die wichtigsten Informationen zukommen zu lassen. Sogar aus welcher Richtung ein Schall kommt, können wir hören. Doch sind wir heute einer solchen Fülle von Geräuschen ausgesetzt (oder tun es selbst mit ständiger Musikberieselung), dass es zunächst sehr gewöhnungsbedürftig scheint, einmal nur Naturgeräusche zu hören oder auch in die Stille zu lauschen. Deine Ohren werden es dir auf jeden Fall danken, wenn du ihnen öfter mal eine Pause im Wald gönnst.

- Bleibe bei deinem Waldbad einmal stehen oder setze dich irgendwo hin und lausche nur ... Was hörst du?

- Versuche zuerst, dein Gehör ganz frei »arbeiten« zu lassen und an keinem Geräusch hängen zu bleiben. So wie du den Blick in die Weite schweifen lassen kannst, lasse auch deine Ohren in den Wald hineinhören. Strenge dich nicht an, etwas Bestimmtes hören zu wollen. Vielleicht ist da gerade nichts ...

- Schließe die Augen und gehe noch tiefer in diese Übung hinein. Lasse dir dafür ein bisschen Zeit. Aus welcher Richtung kommen die Töne? Hörst du das Plätschern eines Baches in der Nähe, hörst du das Rauschen der Blätter im Wind, das Zwitschern der Vögel oder das Rascheln eines kleinen Tieres im Laub?

- Natürlich können auch ferne Zivilisationsgeräusche zu hören sein, ein Flugzeug oder ein Zug, Autos ...

IN DER STILLE DES SCHNEES

Waldbaden im Schnee, geht das denn? Ja, natürlich. Auch im Winter, selbst wenn es geschneit hat, verströmt der Wald noch Terpene. Zwar etwas weniger als im Sommer, aber immer noch nachweisbar und im Nadelwald freilich mehr als im Laubwald. Ein Winter-Waldbad hat seinen besonderen Reiz: Schnee enthält bekanntlich viel Luft. Die Hohlräume in und zwischen den Flocken schlucken den Schall auf wunderbare Art und Weise. Deshalb, sobald es geschneit hat, warte nicht lange ab. Tauche ein in den stillen weißen Winterwald.

- Vielleicht hast du Glück und du bist der Erste, der eine Fußspur in den Schnee zeichnet. Setze achtsam einen Fuß nach dem anderen. Höre nur deine eigenen Schritte im tiefen Schnee. Nur dieses dumpfe Geräusch: Schritt – Schritt – Schritt. Wie von selbst kommst du in einen gleichmäßigen langsamen Rhythmus. Eine Gehmeditation, wie sie schöner nicht sein könnte.

- Brauchst du eine Pause, dann bleibe stehen und spüre in die Stille des Schnees hinein. Selbst die Waldgeräusche werden gedämpft sein.

- Blicke um dich herum und spüre den tiefen Frieden, der von dieser Landschaft ausgeht, die mit einer dicken Schneeschicht bedeckt ist. Wie ein Tuch deckt der Schnee alles zu. Hie und da fällt ein bisschen Schnee von den Ästen. Man könnte meinen, die Natur ist völlig zum Stillstand gekommen. Doch der Eindruck trügt, denn unter der schützenden Schneedecke ruht sie sich nur aus. Wenn sie dann genug Kraft gesammelt hat, können im Frühjahr die Bäume wieder ausschlagen.

- Sich diese Prozesse in der Stille des Schnees bewusst zu machen, kann auch für uns sehr heilsam sein. Mit einer tiefen inneren Ruhe kehrst du aus dem Wald zurück, wohl wissend, dass auch du deine Ruhepausen brauchst, um Kraft zu sammeln und bereit für neue Taten und Entwicklungen zu sein.

TIPPS

- Wenn du nicht alleine gehen möchtest, dann taucht zu zweit ein in die Stille. Damit ihr die heilsame Ruhe im Schnee aber wirklich spüren könnt, empfehle ich, dieses gemeinsame Waldbad in den Schnee schweigend zu genießen.
- Wenn du im Lauschen schon etwas geübt bist, versuche doch einmal, die Stille zwischen den einzelnen Geräuschen zu hören. Das ist anfangs gar nicht so einfach, es kommt aber auch hier nicht darauf an, diese Stille perfekt auszumachen. Wenn du glaubst, dass es an diesem Tag gar keine Stillepause gibt, dann versuche es bei deinem nächsten Waldbad. Irgendwann wird im Wald auch Stille sein – nicht für lange. Nur für einen ganz kurzen Moment – und über diesen Augen- und Ohrenblick freue dich.
- Kinder können sehr leise sein! Wenn sie sich vorher ausgetobt haben, dann bleiben sie auch gern einmal sitzen und spitzen die Ohren. Einfach mal ausprobieren. Anschließend fragen: Was habt ihr gehört?

BESINNLICHES WINTER-WALDBAD

Kaum eine Jahreszeit kommt so unterschiedlich daher wie der Winter: Da gibt es die eiskalten, aber klaren und sonnigen Tage, oder die verregneten und ungemütlichen, oder die Tage, an denen es dauerhaft schneit und eine weiße Winterlandschaft uns verzaubert.

Ich lade dich ein, die vielen Facetten des Winters zu nutzen, um immer wieder Neues oder Altbekanntes im Wald zu entdecken.

- Mache dich auf den Weg und genieße den verschneiten Waldpfad oder den hart gefrorenen, schneelosen Boden. Immer fühlt sich der Untergrund anders an. Gehe bewusst achtsam und spüre in deine Fußsohlen.

- Liegt Schnee, so siehst du gewiss hie und da Tierspuren. Verfolge sie mit den Augen: Wohin führen sie? Schon früh im Jahr bilden sich an den Zweigen Knospen aus, schau genau hin: Siehst du schon welche? Wenn die Bäume noch kahl sind, kannst du die Rinde ganz besonders gut erkennen. Welche unterschiedlichen Borken zeigen sich? Entdeckst du an den Baumstämmen Gesichter, Fratzen oder Muster? Die glatten Buchenstämme erzählen dir ihr ganzes Leben.

- Nimm die Stimmung wahr. Wie ist es, bei Sonnenschein und klirrender Kälte durch die Natur zu laufen und wie bei nasskaltem Wetter oder wenn es geschneit hat?

- Wenn du auch in der kalten Jahreszeit immer wieder deine Waldbäder machst, wirst du erkennen, wie unterschiedlich im Winter Geräusche, Gerüche und Farben sind. Du wirst merken, wie die Tage kürzer werden – und wieder länger, denn du bist mittendrin und dabei.

- Mache dein besinnliches Waldbad so oft es geht, denn nebenbei tust du noch viel für dein Immunsystem, und vielleicht kommst du dann ohne Erkältung durch den Winter.

- Dr. Qing Li empfiehlt nach einem Waldbad gern ein Wannenbad zu Hause. Im Winter ist das natürlich besonders wohltuend. Oder wie wäre es, eine Tasse heißen Tee, eingekuschelt in einer warmen Decke, zu genießen. Das Waldbad kannst du dann nochmals in Gedanken vorüberziehen lassen.

DIE FARBE DES WINTERS

In der Farbpsychologie heißt es, dass Weiß kaum Spannung aufbauen kann und langweilig wirkt. Gerade das ist es jedoch, was uns bei einem Schneespaziergang so guttut: diese Unaufgeregtheit des Winters. Die Ablenkungen sind nun viel weniger, als in schneelosen Zeiten.

ACHTSAM SCHMECKEN

Bei deinem Waldbad entdeckst du am Waldrand eine Brombeerhecke mit duftenden schwarzen Beeren. Am liebsten würdest du dich direkt darauf stürzen und eine Handvoll der köstlichen Beeren in den Mund stecken.

Dabei eignen sich diese auch für eine schöne Achtsamkeitsübung. Probiere es doch einmal so:

- Schaue dir zuerst die ganze Hecke an und nähere dich ihr langsam.
- Suche dir eine Brombeere aus, pflücke sie und lege sie in deinen Handteller.
- Schließe die Augen und taste die Beere vorsichtig ab, drehe und wende sie zwischen deinen Fingern hin und her.
- Führe die Beere zu deiner Nase und schnuppere daran. Kannst du den Duft beschreiben oder erinnert er dich an etwas?
- Dann öffne die Augen und schaue dir die Beere genau an. Hast du eine Brombeere schon einmal so genau in Augenschein genommen? Was entdeckst du dabei?
- Nun darf die Beere langsam in Richtung Mund wandern ... doch bevor sie darin verschwindet, spüre mit deinen Lippen der Oberfläche nach und lecke mit deiner Zunge darüber. Dann – endlich – darfst du sie in deinen Mund stecken. Nachdem du die Beere nun so intensiv wahrgenommen hast,

isst du sie natürlich auch ganz langsam. Kaue sie bedächtig und schlucke sie schließlich hinunter.

- Wie war das für dich? Hast du Lust, es noch mit zwei oder drei weiteren Beeren auf diese Weise zu probieren?

- Und dann ist natürlich die Zeit gekommen für eine Handvoll puren Genuss!

TIPPS

- Du kannst diese Übung natürlich mit allem Essbaren im Wald machen, aber nimm wirklich nur die Früchte, Beeren oder Kräuter, die du gut und aus Erfahrung kennst. Es gibt viele Pflanzen im Wald, die nicht genießbar oder giftig sind!
- Frische Buchenblätter oder die gerade ausgetriebenen Maiwipferl (das sind die hellgrünen Fichtenspitzen im Mai) schmecken ganz köstlich.

GRÜN UND BRAUN

Die Farbe Grün steht für das Leben, die Natur, für Freundlichkeit und für alles Neue und Fruchtbare. Bei den Wüstenvölkern ist Grün sogar die Farbe für das Paradies.

Grün beruhigt, harmonisiert und schenkt uns Gelassenheit.

Grün ist eine wichtige Heilfarbe: Sie soll entzündungshemmend wirken.

In Zimmern sorgt Grün für Sicherheit, Ruhe und Kreativität – also bringe Grün in Form von Pflanzen auch in deine Wohnung oder in dein Haus.

Zum Grün gesellt sich bei unseren Waldbädern auch noch das Braun.

Braun ist ein »Seelenstreichler« – es steht für Naturverbundenheit, Vertrauen, Gemütlichkeit, Erdung und Stabilität. Braun wärmt und entspannt.

Beim Spaziergang in den Wald treffen wir vorwiegend auf diese beiden Farben. Schon der Anblick des Waldes lässt uns demnach entspannen, bringt uns Gelassenheit und erdet uns.

Deshalb sollten wir manchmal einfach nur eintauchen in diese Atmosphäre des Waldes, ohne irgendetwas zu tun, und lediglich alle Farbnuancen aufnehmen, die wir dort geschenkt bekommen.

DEN BLICK SCHWEIFEN LASSEN

Lässt der Stress nicht nach, passiert es einem immer wieder – man bekommt einen Tunnelblick: Man sieht nicht mehr, was rechts und links neben einem ist. Wenn du in der Stadt in einer belebten Fußgängerzone oder auf einem Gehsteig entlangeilende Menschen genau beobachtest, wirst du ständig diesem Tunnelblick begegnen. Leider ist er sogar bei dem einen oder anderen Besuch im Wald festzustellen. Dabei ist es so schön und entspannend, seine Augen in die Ruhe zu bringen und dazu den Blick einfach in die Ferne schweifen zu lassen.

- Suche dir ein nicht zu weit entferntes Objekt, zum Beispiel einen markanten Baum. Nimm alle Einzelheiten an ihm bewusst wahr. Dann lasse deine Augen wandern – nimm die anderen Bäume um den einen herum in deinen Blick und immer mehr. Schaue schließlich in die Ferne und nimm das große Ganze wahr.

- Wende den Blick nach rechts und nach links, nach oben und unten, jedoch bewege deinen Kopf dabei nur wenig hin und her. Versuche vielmehr, deinen Blick weitzustellen. Wenn dir etwas ins Auge fällt und du genau hinschauen möchtest, ist das natürlich auch in Ordnung, danach lasse den Blick wieder schweifen.

TIPP

Diese Übung ist auch hervorragend für zwischendurch im Büro geeignet, wenn du ein Fenster hast und nach Möglichkeit sogar ins Grüne schauen kannst. Mache das jede Stunde einmal. Die kleine Übung macht den Kopf frei und entspannt die Augen.

NEBELBAD

Nie sind wir dem Himmel näher als bei Nebel, denn Nebel ist eine Art Wolke am Boden. Nebel ist dabei immer ein bisschen gespenstig. Und auch, wenn das ein wenig unheimlich klingt, möchte ich dich ermuntern, Büsche, Steine und Bäume im Nebel zu erkunden. Ein Waldbad im Nebel zu nehmen, ist etwas Besonderes, denn der Nebel hat die besondere Fähigkeit, Geräusche zu verschlucken.

- Wenn du zum ersten Mal in den nebligen Wald eintauchen möchtest, dann wähle einen Weg, den du gut kennst und den du auch nicht verlassen solltest – du willst dich ja nicht im Nebel verirren. Gehe langsam und schaue dir den Weg vor dir an, wie er so langsam im Nebel verschwindet.

- Schaue rechts und links des Wegs. Wie sehen die eigentlich bekannten Bäume im Nebel aus?

- Bleibe stehen und lausche in den Nebelwald. Was hörst du? Hörst du die besondere Stille? Wie riecht der Nebel?

TIPPS

- Ein besonderes Erlebnis ist es, wenn die Sonne durch den Nebel bricht. Deshalb solltest du jede Gelegenheit für einen Nebelspaziergang nutzen. Vielleicht hast du das Glück, dieses Lichtschauspiel öfters zu beobachten.
- Kinder sind prima Geschichtenerfinder. Lass dir im mystischen Nebelwald eine schaurig-schöne Geschichte von ihnen erzählen.

FÜHLGYMNASTIK

Unsere Füße tragen uns durchs Leben, und wir sollten ihnen deshalb regelmäßig die entsprechende Beachtung schenken. Hast du dir bei einem Waldbad einen schönen Platz gesucht, so kannst du deine Pause mit etwas Fußgymnastik wunderbar ergänzen.

- Ziehe deine Schuhe und Socken aus und strecke deine Füße in alle Richtungen, kreise dabei mit deinen Fußgelenken mal rechts und mal links herum. Schon das tut den Füßen an der frischen Luft besonders gut – endlich sind sie vom Schuhwerk befreit.

- Dann lege deinen rechten Fuß über dein linkes Knie, und beginne mit beiden Händen, deine rechte Fußsohle zu massieren und zu kneten. Bearbeite danach alle Zehen deines rechten Fußes, bewege die Zehen in ihren Gelenken, beuge und drehe sie sanft. Zum Schluss streichst du den Fuß mehrmals von den Zehen bis zur Wade kräftig aus.

- Wenn du möchtest, kannst du aufstehen und in beide Füße hineinspüren. Wie fühlt sich der rechte im Vergleich zum linken Fuß nun an?

- Dann gehst du über zum linken Fuß und machst alles genauso wie beim rechten.

- Die Füße können auch fühlen: Du kannst gemütlich sitzen bleiben, erspüre mit deiner Fußsohle und deinen Fußzehen nach und nach alle möglichen Naturmaterialien, die du um dich herum entdeckst. Den kleinen Stein, einen Fichtenzapfen, ein Stöckchen, einen Grashalm, Blätter, ein Stück

Rinde ... Es sind gewiss genügend unterschiedliche Übungsobjekte in deiner Reichweite vorhanden.

- Bleibe mit deiner ungeteilten Aufmerksamkeit ganz bei den Füßen. Spüre genau hin, wie du zum Beispiel das Stückchen Rinde, das du bisher nur mit den Fingern gefühlt hast, nun mit deinen Füßen tastest. Ist die Oberfläche rau oder glatt, kalt oder warm, trocken oder feucht?

- Versuche, die Rinde ganz vorsichtig mit deinen Zehen hochzuheben. Klappt das? Und wenn ja, kannst du sie an einem anderen Platz vor dir wieder ablegen? Viel Spaß macht der Zehentransport mit Blättern, die du sogar hoch in die Luft wirbeln kannst.

- Lass deinen Füßen alle Freiheiten, mit der Natur rundherum zu spielen. So abwechslungsreich war Fußgymnastik noch nie!

- Zum Abschluss kannst du deine Fußgelenke kräftig beugen und strecken – dadurch bleiben sie beweglich. Stelle dich hin, gehe auf die Ballen und hebe einige Male deine Fersen an, so werden die Fußsohlen gedehnt. Wenn du möchtest, gehe noch einige Schritte um deinen Sitzplatz herum.

- Anschließend setze dich wieder hin, schließe deine Augen und nimm für einige Atemzüge deine Atmung wahr. Warte, bis sich der Atem wieder ganz beruhigt hat. Dann gehe in Gedanken zu deinen Füßen und spüre nach, wie sie sich jetzt anfühlen. Belebt, warm, geerdet, kribbelig ... Alles kann sein – nichts muss.

- Genieße weiterhin deine Pause.

TIPPS

- Verbinde die Übung mit der Einladung zum Barfuß-Waldbad (Seite 88).
- Wenn ihr zu zweit seid, schließt einer die Augen, während der andere ein Objekt aussucht, eine Kastanie, ein Blatt, ein Stück Holz ... und gib es demjenigen, der die Augen geschlossen hat, in die Füße. Nun wird das Fühlen mit den Füßen ohne Hilfe des Sehsinns noch intensiver. Eine interessante Erfahrung. Tauscht nach einigen Materialien die Rollen.
- Wenn du mit Kindern unterwegs bist, lasse zuerst die Kleinen die Materialien aussuchen. Sie haben großen Spaß daran, wenn die Erwachsenen versuchen, mit ihren Füßen die Sachen anzupacken, und dabei auch noch raten sollen, was es ist. Doch dann sind natürlich auch die Kinder dran.
- Eine Aufgabe kann mit älteren Kindern darin bestehen, dass die ganze Familie/Gruppe mit den Füßen ein Mandala oder einfach ein schönes Muster auf dem Waldboden kreiert. Hierzu werden Blätter, Rindenstückchen, Samen, Steinchen ... mit den Füßen herbeigeschafft und kunstvoll arrangiert. Alles ist erlaubt – nur die Hände dürfen nicht zum Einsatz kommen. Welches Meisterwerk darf dabei wohl entstehen?

BARFUSS-WALDBAD

Der heilkundige Pfarrer und Erfinder der gleichnamigen Gesundheitslehre Sebastian Kneipp (1821–1897) hat die Vorzüge des Barfußgehens stets betont:

»Der Anfang der Abhärtung bleibt immer das Barfußgehen. Es gewöhnt unsere Natur (den Körper) am meisten an die Erde.«

Damit sagt er nicht nur, dass das Barfußgehen unser Immunsystem stärkt, sondern auch, dass wir uns damit erden können, wenn uns mal wieder die Bodenhaftung verloren gegangen ist. So bringt uns Barfußlaufen zurück in unsere Mitte, macht uns gelassener, achtsamer. Wo geht das besser als im Wald?

Deshalb lade ich dich ein, die Schuhe auszuziehen und einfach loszugehen. Das kann anfangs sogar ein bisschen unangenehm sein, denn der Tastsinn in unseren Füßen stumpft durch das ständige Schuhetragen ab. Und nun plötzlich spüren die Fußsohlen wieder etwas ... Das ist kein Wunder, denn in den Füßen befinden sich mehr Sinneszellen als in unserem Gesicht.

So aktivierst du sie wieder:

- Meide die groben Beläge auf den breiten Forstwegen. Gehe auf den kleinen, weichen Waldwegen oder auch mal abseits der Wege. Spüre die verschiedenen Untergründe. Sind sie eher weich oder hart, matschig oder trocken, kalt oder warm? Wie fühlt es sich an, durch einen kleinen Bach oder eine Pfütze zu laufen? Das kalte Wasser erfrischt dich, oder erschreckt es eher? Setze achtsam Schritt um Schritt.

- Spüre das pulsierende Leben in deinen Füßen. Spüre die immer tiefer werdende Verbindung mit der Erde.

- Am Ende stelle oder setze dich hin und gehe mit deiner ungeteilten Aufmerksamkeit nochmals zu deinen Fußsohlen und Füßen. Wie fühlen sie sich nun an? Gibt es einen Unterschied zum Anfang, als du die Schuhe gerade ausgezogen hattest? Dann wandere mit deiner Aufmerksamkeit von unten nach oben durch deinen Körper. Wie fühlt sich dein Körper nun an?

- Setze deinen Weg nach einiger Zeit mit (oder vielleicht doch ohne?) Schuhe fort.

TIPP

Wähle einen Weg mit sanftem Bodenbelag und wenigen Hindernissen, gehe sehr langsam und achte auf jeden Schritt. Am Anfang nicht zu lange barfuß gehen, deine Füße und Gelenke müssen sich erst wieder daran gewöhnen. Wenn es dir gefällt, kannst du zu Hause öfter barfuß gehen und am Morgen auf einer Wiese das Tautreten ausprobieren. Mit etwas Übung steht längeren Barfuß-Waldbädern nichts mehr im Wege.
Bitte beachten: Diabetiker, Menschen mit Gefäßerkrankungen oder mit einem gestörten Schmerzempfinden sollten auf Barfußlaufen verzichten.

DEINEN BAUM WIEDERFINDEN

Das ist eine schöne Übung, wenn du zu zweit oder in einer Gruppe unterwegs bist, die sich gut kennt. Ihr bildet Paare.

- Einer schließt die Augen (oder verbindet sich die Augen mit einem Schal).
- Nun führt der »Sehende« den »Blinden« über Umwege zu einem Baum. Dieser ertastet den Baum nun und achtet dabei auf alle Kleinigkeiten. Nach etwa fünf Minuten gehen beide wieder über Umwege zum Ausgangspunkt zurück.
- Der eine Partner öffnet nun seine Augen oder nimmt den Schal ab und sucht den Baum, den er soeben abgetastet hat. Wird er den Baum finden? Erst wenn es gar nicht gelingt, gibt der Partner kleine Hinweise.
- Dann wechselt ihr die Rollen. Der Austausch nach dieser Übung ist immer sehr lebhaft. Sie macht viel Spaß und trainiert spielerisch alle Sinne.

> **TIPP**
>
> Das ist auch eine tolle Übung mit Kindern, die meistens gleich den nächsten Baum suchen wollen.

MALE DEIN INNERES BILD

Das ist eine kleine, feine Übung, die deine Wahrnehmung immer nuancierter werden lässt. Ich lade dich ein, einfach stehen zu bleiben und in die Natur zu schauen.

- Suche dir einen Ausschnitt aus, den du genauer angucken möchtest, dazu kannst du mit deinen Händen ein Fernrohr bilden. Schaue dir nun jedes Detail von diesem so entstandenen Bild an, das kann ein Baum in der Nähe sein, aber auch ein weit entfernter Berg.

- Dann schließe die Augen und lasse das Bild, diese Landschaft, vor deinem inneren Auge erscheinen. Wenn dein inneres Bild fertig ist, öffne die Augen für ein paar Sekunden, schaue nochmals und mache die Augen wieder zu, damit du es dir noch genauer vorstellen kannst.

- Wiederhole das, sooft du magst – dein inneres Bild wird immer mehr dem äußeren Bild entsprechen, du nimmst bald jede Kleinigkeit wahr. Habe Spaß dabei – es kommt nicht auf Perfektionismus an …

TIPP

Diese Übung schult übrigens auch dein visuelles Gedächtnis, das ständig neue Bilder aufnimmt und alte löscht. Durch Anregung des visuellen Gedächtnisses wird der Sehsinn besser mit allen anderen Sinnen verknüpft. Weitere Augenübungen findest du unter »Augenentspannung« (siehe Seite 130ff).

SONNENAUFGANG

Da du in der Dämmerung unterwegs sein wirst, kannst du auch jemanden mitnehmen, falls es dir alleine zu unheimlich ist. Wenn ihr jedoch zu zweit oder mehreren seid, dann schweigt bitte die ganze Zeit während dieser Waldbaden-Übung, sonst ist die Ablenkung einfach zu groß. Am Ende auf dem Rückweg könnt ihr euch über eure Erfahrungen austauschen.

Zuerst brauchst du natürlich einen guten Platz an einem Waldrand. Von diesem sollte man den Sonnenaufgang gut sehen können, möglichst mit einem weit vor dir liegenden Horizont und dem Wald in deinem Rücken.

- Begib dich mindestens eine Stunde vor Sonnenaufgang an den von dir ausgesuchten Platz. Vielleicht schlenderst du auf dem Weg dorthin vorher noch ein wenig durch den Wald.

- Nimm, wenn du angekommen bist, bewusst die Stimmung um dich herum auf. Schläft der Wald noch? Oder was hörst du schon? Was siehst du? Spüre bewusst in diese Morgenstimmung hinein.

- Dann lass dich auf einem Platz nieder. Und schaue in die Richtung, in der die Sonne aufgehen wird. Verweile, warte und genieße. Du musst nichts aktiv tun – dich nur hingeben.

- Nimm all die Farben und Farbnuancen wahr, die erscheinen. Dann erkennst du die ersten Konturen der aufgehenden Sonne. Setze besser eine Sonnenbrille auf und beobachte, wie sich die Sonne gleichmäßig nach oben schiebt.

- Steht sie am Himmel, so bleibe noch mindestens 30 Minuten sitzen und beobachte, was sich dort oben noch tut.

- Spüre auch nach hinten in den Wald hinein. Hat sich etwas verändert seit Sonnenaufgang? Hörst du andere Geräusche? Welcher Duft steigt dir in die Nase?

- Schließe die Augen und spüre in dich hinein. Die Sonne wärmt dein Gesicht. Der Tag erwacht. Was fühlst du dabei?

- Gehe in aller Ruhe nach Hause.

TIPP

Ziehe dich warm an und nimm etwas Warmes zu trinken mit, außerdem eine Sitzunterlage, vielleicht eine Decke und eine Sonnenbrille. Bitte lasse den Fotoapparat zu Hause – auch wenn die Anblicke, die sich vermutlich bieten werden, noch so sehr zum Fotografieren und Festhalten einladen. Und die Handykamera bleibt natürlich auch aus. Lasse dich nicht ablenken. Es zählt nur der Moment.

SONNENUNTERGANG

Unternimm dieselben Vorbereitungen wie zur Übung für den Sonnenaufgang auf Seite 92.

- Begib dich zu dem passenden Ort. Auch beim Sonnenuntergang solltest du eine Stunde früher da sein – und danach mindestens 30 Minuten einplanen: Auch eine halbe Stunde nach Sonnenuntergang sind am Himmel noch Farbschleier zu sehen.

- Am Abend ist es besonders wichtig, den Alltag hinter sich zu lassen. Vielleicht machst du dazu eine Atemübung (siehe Seite 116f), eine kleine Meditation (siehe Seite 112) oder Qigong-Übung (siehe Seite 99) zur Einstimmung.

- Nimm dann in aller Ruhe das Umfeld um deinen Sitzplatz wahr und setze dich dann hin. Verweile, warte ... genieße, was ist.

- Nimm all die Farben und Farbnuancen wahr, die kommen und gehen. Wenn du in die Sonne schaust, setze eine Sonnenbrille auf.

- Die Sonne trifft im stetigen Sinken mit dem Horizont zusammen und beginnt danach, langsam zu verschwinden. Du musst nichts tun, nur beobachten, wie die Sonne hinter dem Horizont verschwindet.

- Ist die Sonne schließlich ganz untergangen, bleibe noch ruhig sitzen und spüre nach. Dann verabschiede dich langsam von dem Ort und gehe nach Hause oder mache noch einen kleinen Spätabendspaziergang durch den Wald.

NÄCHTLICHES WALDBADEN

Wer tagsüber gern alleine im Wald unterwegs ist und die besondere Stimmung nachts erkunden will, ist zu dieser Übung herzlich eingeladen. Mache sie bitte nur, wenn du dich gut entspannen kannst und dich auf die Erfahrungen freust. Solltest du im Vorfeld schon Befürchtungen entwickeln, suche dir eine andere schöne Waldbaden-Übung aus.

Es ist ein ganz besonderes Erlebnis für die Sinne, einmal nachts – möglichst ohne Stirn- oder Taschenlampe – in den Wald zu gehen. Erstaunlich, wie schnell sich die Augen an die Dunkelheit gewöhnen. Farben sehen wir nachts nicht, aber in der Regel kannst du dich gut orientieren, wenn du auf einem dir bekannten Weg bleibst. Deine Ohren scheinen alle Töne doppelt so laut zu hören wie tagsüber. Äste knacken im Unterholz, ein Waldkauz ruft in der Ferne, ein Rascheln kommt vom Wegesrand ... Geräusche, von denen in der Regel keine Gefahr ausgeht, die jedoch nachts sehr geheimnisvoll scheinen können, zumindest anfangs, aber das legt sich mit der Zeit. Auch die Gerüche des Waldes wirst du im Dunkeln intensiver wahrnehmen. Besonders in einem Nadelwald.

WALDWISSEN

Die Bäume schlafen übrigens auch. Wissenschaftler haben festgestellt, dass sie nachts bis zu zehn Zentimeter in sich zusammensinken und die Zweige einfach hängen lassen. Also wenn du nachts in den Wald gehst, bitte schön leise sein, damit du die Bäume nicht aufweckst ...

- Ziehe dich warm an, packe eine Decke, ein Sitzkissen und etwas Warmes zum Trinken ein. Nur für den Notfall eine Stirn- oder Taschenlampe. Nimm jemanden mit, wenn du alleine nicht gehen möchtest. Du solltest für diese Übung ein Waldgebiet wählen, das du gut kennst.

- Wenn du es das erste Mal machst, kannst du auch am Waldrand bleiben.

- Gehe, bevor es richtig dunkel wird, los und suche dir eine Bank; im Rücken hast du den Wald und vor dir freies Feld. Setze dich hin und nimm alle Geräusche und Düfte bewusst auf. Was siehst du, wenn es langsam dunkel wird? Wie verändern sich die Farben?

- Spüre deinem Gefühl nach, wie es ist, wenn der Tag langsam geht und die Nacht kommt.

- Hülle dich in deine Decke und genieße die besondere Atmosphäre.

- Achte darauf, dass dir nicht kalt wird. Verweile, so lange wie es dir gefällt.

- Ein paar Schritte in den Wald hinein kannst du dir zutrauen. Wenn du tiefer in den Wald gehen möchtest, so bleibe auf den Wegen, die du sehr gut kennst. Suche dir einen Sitzplatz und öffne alle deine Sinne.

- Wenn es dir danach ist, mache dich in aller Ruhe auf den Heimweg.

TIPPS

- Es macht einen großen Unterschied, ob du abends in den Wald gehst, um Mitternacht oder gegen Morgen. Probiere verschiedene Zeiten aus.
- Die Krönung ist natürlich das Übernachten im Wald. Wenn du das einmal machen möchtest, suche dir Gleichgesinnte. Es gibt dazu organisierte Angebote. Ansonsten solltest du dich vorher genau informieren, was zu beachten ist. Da das Zelten im Wald in den meisten Gebieten nicht gestattet ist, schläfst du unter freiem Himmel. Unvergesslich, wenn über dir die Sterne funkeln.
- Tue dich mit anderen Eltern zusammen und organisiere eine Nachtwanderung mit anschließendem Stockbrot-Grillen am Lagerfeuer (vorher beim Forstamt informieren, wo das sein darf, und Genehmigung einholen). Den Kindern solltet ihr erklären, dass man nicht einfach überall im Wald ein Feuer machen darf. Und am Ende das Feuer sorgfältig mit den Kindern zusammen löschen. Dieses Erlebnis ist für Kinder – und Erwachsene – großartig.

BÄUME UMARMEN

Wenn du eine Extraportion Terpene möchtest, kannst du an der Rinde eines Baumes schnuppern, denn auch sie gibt die heilsamen bioaktiven Substanzen ab. Umarmen »musst« du einen Baum deshalb noch lange nicht. Wenn dir aber danach ist, nur zu: Es ist eine besondere Verbindung, die man mit einem Baum in einer Umarmung eingeht, oder das Gefühl, man bekomme etwas von seiner Stärke ab. Dabei spielt übrigens auch die natürliche körperliche Aufrichtung eine Rolle, wenn man einen Baum umarmt. Lass dir für diese Übung mindestens 20 Minuten Zeit.

- Suche dir einen Baum aus, den du gern in die Arme nehmen möchtest. Hast du ihn gefunden, nimm ihn als Ganzes wahr. Nähere dich ihm achtsam und umrunde ihn langsam. Du kannst dich zuerst an ihn lehnen oder dich auf seine Wurzeln setzen. Lege deine Hand an seine Rinde und spüre, wie sich das anfühlt. Du kannst ihn auch nur mit der Stirn berühren.

- Und wenn du dann möchtest, umarme ihn. Höre in dich hinein, wie es für dich ist. Ist es ein gutes Gefühl? Dann manche es so lange, wie du möchtest. Fühlt es sich nicht so gut an, dann beende das Umarmen und lehne dich vielleicht noch ein bisschen an.

- Wenn du die Übung beenden möchtest, dann gehe langsam von dem Baum weg. Entferne dich rückwärts, wenn es nicht zu gefährlich ist. Dann kannst du deinen Baum nochmals als Ganzes, so wie du gekommen bist, wahrnehmen. Wenn du möchtest, bedanke dich bei ihm, dass du dich an ihn lehnen oder umarmen durftest.

Einladungen zur sanften Bewegung

Qing Li, der Begründer von Shinrin Yoku, macht beim Waldbaden immer auch Taijiquan- oder Qigong-Übungen zur sanften Aktivierung des Organismus. Bei der chinesischen Bewegungsmeditation Qigong kommt der Geist zur Ruhe. Die Übungen vertiefen die Atmung, was besonders beim Waldbaden förderlich ist. Dabei kommt es nicht darauf an, komplizierte Bewegungen zu machen oder sich auszupowern – ganz im Gegenteil. Die Atem- und Bewegungsübungen des Qigong sind einfach und sanft und man kommt nicht ins Schwitzen. Dies regt in besonderer Weise auch den Parasympathikus, unseren Ruhenerv, an und senkt den Stresshormonspiegel.

Du findest hier einige einfache Qigong-Übungen zum Ausprobieren. Bei einem Waldbad solltest du immer nur eine oder zwei Übungen davon praktizieren, überfordere dich nicht – genieße vielmehr das Fließen der Bewegungen. Mit den sanften Bewegungen aus dem Qigong lädst du die Langsamkeit zu dir ein.

Alle Übungen beginnen mit der Einnahme des Qigong-Standes:

- Suche dir zuerst einen ruhigen Platz auf deinem Weg im Wald. Der Waldboden sollte hier eben sein.

- Nimm einen festen Stand mit beiden Füßen auf dem Boden ein – du stehst mehr *im* Boden als darauf. Alle Gelenke sind rund und weich. Die Knie sind leicht gebeugt. Die Schultern hängen locker an der Seite, zwischen Armen und Körper ist etwas Luft, so als hätte man einen kleinen Tischtennisball unter den Achseln. Stelle dir einen goldenen Faden am

Scheitelpunkt deines Kopfes vor, der dich leicht mit einem Himmelspunkt verbindet und aufrichtet. Wenn du möchtest, kannst du jetzt oder später die Augen schließen.

- So stehe einen Moment entspannt. Nimm deinen Atem wahr, wie er, ohne dass du etwas dafür tun musst, kommt und geht.

Wenn du bereit bist, beginne mit den Übungen.

WICHTIG

Alle Übungen enden, indem du wieder in den Qigong-Stand kommst, so wie du angefangen hast. Lege deine Hände übereinander auf deinen Unterbauch (laut der Traditionellen Chinesischen Medizin und ihrer Philosophie befindet sich hier unser Hauptenergiezentrum, das untere Dantian). Wir stellen uns vor, dass wir unsere Lebensenergie Qi hier sammeln und bewahren.
Beachte noch, dass du Qigong und Taijiquan nur mit einem guten Lehrer erlernst. Hier findest du einen kleinen Einblick in diese wunderschöne Bewegungskunst. Die nachfolgenden Übungen sind einfach und du kannst sie gut nachmachen.

BAUM IM WIND

Eine hervorragende Übung zum Erden, aber auch zum Loslassen. Bei dieser Übung geht es nicht so sehr um genaue Bewegungsabläufe, lasse einfach das zu, was sich gerade in dir bewegt.

- Nimm den Qigong-Stand ein.

- Lausche nach allen Geräuschen um dich herum, rieche alle Düfte.

- Verwurzele dich immer mehr mit dem Boden unter deinen Füßen. Vielleicht kannst du dir vorstellen, wie aus deinen Fußsohlen Wurzeln in die Erde wachsen. Und hier im Wald ist es eine schöne Vorstellung, wie sich deine Wurzeln schließlich mit den Wurzeln der Bäume und der anderen Pflanzen um dich herum verbinden. Du bildest mit ihnen eine weite Verzweigung im Boden und diese Verbindung lässt dich fest hier stehen.

- Bleibe eine Weile stehen.

- Während du dir die Wurzeln aus deinen Fußsohlen jetzt gut vorstellen kannst, kannst du vielleicht auch spüren, wie deine Arme die Baumkrone mit Ästen und Zweigen bilden und du so zu einem Baum wirst.

- Beginne nun damit, deine Arme, deinen Oberkörper leicht im Wind zu bewegen – wenn du möchtest, in alle Richtungen, nach oben, nach außen, nach unten – wiege dich im sanften Wind.

- Der Wind wird in deinen Gedanken stürmischer ... deine Äste und Zweige bewegen sich immer stärker, doch du stehst fest verwurzelt in der Erde. Du bewegst dich leicht und flexibel – es macht dir Spaß, die Stärke, die aus der Erde kommt, und gleichzeitig die Leichtigkeit nach oben hin zu spüren. Gehe aus dir heraus und bewege dich wild – oder bleibe bei dir und bewege dich nur wenig. Alles ist richtig.

- Deine Fußsohlen bleiben die ganze Zeit mit dem Boden verbunden!

- Der Sturm nimmt langsam ab, deine Äste und Zweige bewegen sich immer weniger, bald ist es nur noch ein Wind, ein Windhauch.

- Doch auch der legt sich. Es ist wieder ganz windstill. Deine Arme hängen wie anfangs locker an der Seite deines Körpers.

- Spüre nach, wie gut du mit der Erde noch Kontakt hast.

- Spüre nach, wie es nun ist, ganz ruhig zu stehen.

- Genieße die Stille.

- Langsam verabschiedest du dich aus dieser Übung, lass deine Wurzeln sich wieder in deine Füße zurückziehen – bedanke dich in Gedanken bei den Bäumen und Pflanzen ringsum, dass du dich mit ihnen verbinden durftest.

- Gehe ein wenig herum oder setze dein Waldbad einfach schlendernd fort.

HIMMEL, ERDE UND MENSCH VERBINDEN

- Nimm den Qigong-Stand ein.

- Wenn du so weit bist, wende deinen Blick und deine Aufmerksamkeit der Erde zu und sage im Stillen: »Ich grüße die Erde, die mich trägt.«

- Hebe nun die Arme mit der Einatmung nach vorne und oben bis etwa Brusthöhe an und lasse sie mit der Ausatmung langsam wieder sinken. Die Arme sind dabei nicht gestreckt, sondern eher rund.

- Am Anfang machst du das dreimal und stellst dir dabei vor, wie du dich immer tiefer mit der Erde verbindest.

- Drehe deine Handflächen nun nach vorne außen, breite die Arme zu den Seiten hin aus, hebe sie mit der Einatmung an und öffne sie seitlich nach oben bis weit über den Kopf (als würdest du nun über dem Kopf einen großen, leichten Ball halten.)

- Der Blick folgt den Armen ebenfalls nach vorne und außen. Denke dabei: Ich grüße den Himmel, der mich nährt.

- Mit der nächsten Ausatmung führst du die geöffneten Arme in einer gegeneinander kreisenden Bewegung nach unten, bis sich die gekreuzten Hände auf deiner Herzhöhe (Brustbein) befinden und du dabei denkst: Mein Herz ist wach, ich grüße mich.

- Nimm dich ganz bewusst wahr als Mensch, der ein Teil des Ganzen ist – zwischen Himmel und Erde.

- Danach führe die kreisende Bewegung der Hände bis zum Ausgangspunkt weiter, bis beide Arme wieder nach unten gesunken und die Hände links und rechts an der Körperseite etwa in Höhe des Beckens zur Ruhe angekommen sind.

- Nun beginnst du den Ablauf von Neuem: Du grüßt die Erde (bei jedem Durchgang nur einmal), dann grüßt du, die Arme nach oben öffnend, den Himmel und, die Arme vor der Brust kreuzend, dich selbst.

- Wiederhole den Ablauf mindestens siebenmal, du kannst es aber auch öfter tun.

- Am Ende legst du die Hände auf den Unterbauch, atmest in den Bauch und spürst nach.

DAS HERZ ÖFFNEN

Dieser Qigong-Zyklus besteht aus drei Teilen, die hintereinander gemacht werden – jeden Teil bitte fünf- bis siebenmal wiederholen. Beim Qigong kommt es viel auf die Vorstellung an. Hier kannst du mit den Gedanken in das Bild gehen, wie du dein Herz der Welt um dich herum öffnest und wie du einen Baum umarmst. Inmitten von Bäumen eine einfache Vorstellung!

DAS QI WECKEN

- Nimm den Qigong-Stand ein.

- Wenn du beginnen möchtest, hebe mit der Einatmung deine Arme vor dir entspannt bis auf Brusthöhe an. Achte darauf, dass die Arme nicht gestreckt, sondern immer leicht rund sind. Mit dem Ausatmen lässt du sie wieder nach unten sinken.

- Wiederhole das fünf- bis siebenmal, mache eine kurze Pause und gehe anschließend zum Hauptteil der Übung.

DAS HERZ ÖFFNEN

- Einatmend hebst du die Arme wieder bis auf Schulterhöhe an, dann führst du die Arme weiter auf Schulterhöhe nach außen, als wolltest du einen dicken Baum vor dir umarmen. Die Schultern dabei nicht hochziehen, sondern locker hängen lassen.

- Ausatmend lässt du die Arme auf demselben Weg wieder zurücksinken, bringst sie also zuerst in die Mitte vor die Brust und führst sie dann vor dem Körper nach unten.

- Diese Abfolge wiederholst du ebenfalls fünf- bis siebenmal.

DAS QI BERUHIGEN

- Einatmend drehst du die Handinnenflächen vor dem Unterbauch nach oben, so als würdest du einen Ball auf den Händen tragen, und hebst die Hände in dieser Position vor dem Körper bis maximal auf Brusthöhe an.

- Ausatmend drehst du die Handinnenflächen wieder nach unten, löst Schultern und Ellenbogen und lässt die Arme sinken.

- Wiederhole das fünf- bis siebenmal. Abschließend legst du die Hände übereinander auf den Unterbauch.

DER YOGA-BAUM IM WALD

Bäume stehen da – ruhig und unerschütterlich. Sie halten so manchen Sturm gelassen aus. Du wünschst dir vielleicht manchmal auch, zu sein wie ein Baum im Wald, nichts kann dich umwerfen.

Mit einer Übung aus dem Yoga kannst du ein bisschen werden wie ein Baum. Die sogenannten Asanas – Körperübungen des Yoga – sprechen sowohl die äußere wie die innere Haltung an. Mit dem Baum lernst du, regungslos auf einem Bein zu verweilen. Dabei kommst du nicht nur äußerlich zur Ruhe, sondern auch dein Gedankenkarussell macht mal Pause. Äußeres und inneres Gleichgewicht beeinflussen sich gegenseitig. Das heißt, wenn du deine Balance halten kannst, wirkt sich das auch auf dein Innenleben aus.

Übe den Yoga-Baum schrittweise – er kann am Anfang ganz schön anspruchsvoll sein. Du musst nicht gleich minutenlang auf einem Bein stehen können. Mache es ganz unbefangen und freue dich an kleinen Fortschritten. Natürlich kannst du den Baum überall üben, aber im Wald hast du gleich mehrere Vorteile: Du hältst dich schon in einer entspannten Atmosphäre auf, dein Atem ist ruhiger und die sichtbare Verbindung mit den Bäumen unterstützt dich beim Üben.

Und nun viel Spaß:

- Erster Schritt: Stehe aufrecht und entspannt mit geschlossenen Beinen. Nimm deinen Atem wahr. Verlagere nun dein Gewicht auf das rechte Bein und stelle den linken Fuß auf den rechten. Hebe anschließend die Arme seitwärts bis über den Kopf und drücke die Handflächen leicht gegeneinander. Die Fingerspitzen zeigen nach oben. Atme ruhig weiter.

- Stelle dir vor, du bist ein Baum, der fest verwurzelt im Erdreich steht. Deine Arme sind die weit ausladenden Äste des Baums und bilden eine schützende Krone. Diese Vorstellung hilft dir, das Gleichgewicht zu halten. Bleibe in dieser Position, solange es, ohne besondere Anstrengung, gut geht. Lächle dabei die anderen Bäume an.

- Bringe die Arme wieder in die Ausgangsposition und setze den linken Fuß wieder neben den rechten. Verweile nun noch einen Moment, spüre deinem Empfinden nach.

- Dann mache die Übung auf dem linken Bein stehend.

- Genieße am Ende der Übung die Ruhe um dich herum, spüre auch die Ruhe in dir. Nimm wahr, wie du nun mit beiden Beinen gut mit dem Boden verwurzelt bist.

- Zweiter Schritt: Fange an wie beim ersten Schritt, aber lege den linken Fuß nun an den rechten Unterschenkel, führe wieder beide Arme über dem Kopf zusammen. Nun ist es schon ein bisschen herausfordernder, das Gleichgewicht zu halten. Zur Unterstützung kannst du einen Punkt vor dir mit den Augen fixieren – das gibt zusätzlich Halt.

- Komme wieder in die Ausgangsposition und wechsle auf das linke Bein.

- Dritter Schritt: Nun legst du mithilfe beider Hände den linken Fuß an die Innenseite des rechten Oberschenkels und umgekehrt. Für diese Haltung muss man schon viel geübt haben. Aber wenn du diese Asana magst, dann kannst du dich langsam von Schritt eins bis drei »hocharbeiten«. Überfordere dich trotzdem nicht und mache den dritten Schritt nicht vor dem zweiten.

TIPPS

- Schritt eins oder zwei des Baums sind für deine Waldbadenübung völlig ausreichend, wenn du dich damit gut fühlst.
- Wenn du für einen Moment die Augen in der Endposition schließt, wird es ein bisschen schwieriger. Probiere es einmal aus, aber achte darauf, dass du einen sicheren Platz zum Üben hast oder übe mit einem Partner.
- Kinder sind für Yoga-Übungen, besonders wenn man wie hier eine Verbindung zur Natur herstellen kann, sehr aufgeschlossen. Wer kann länger wie ein Baum dastehen? Mache einen kleinen Wettkampf daraus, das macht Kindern Spaß. Aber auch hier gilt: nur fördern, nicht überfordern!

BALANCIEREN

Wenn man in die Geschichte der Menschheitsentwicklung zurückblickt, hat es lange gedauert, bis der Mensch aufrecht gehen konnte. Heute ist er auf dem besten Wege, das aufrechte Gehen wieder zu verlernen. Denn: Wir sitzen einfach viel zu viel, und das steckt nicht in unserem biologischen Programm, das darauf ausgerichtet ist, dass wir jeden Tag – wie unsere Vorfahren auch – regelmäßig auf den Beinen sind. Rückenschmerzen gehören heute zu den häufigsten Beschwerden und auch der Gleichgewichtssinn leidet unter unserer Unbewegtheit. Zum Training unserer aufrichtenden und wirbelsäulenstabilisierenden Muskeln ist Balancieren eine hervorragende Möglichkeit. Das lässt sich ganz einfach beim Waldbaden einbauen und macht Spaß.

- Und nun: Ab auf die Baumstämme! Beim Balancieren auf den Stämmen werden nicht nur dein Gleichgewicht und deine Kraft trainiert, sondern auch deine Reaktionsfähigkeit und deine Koordinationsfähigkeit. Die ist wichtig zur Sturzprophylaxe.

- Ich lade dich ein, jede sich bietende Gelegenheit beim Waldbaden zu nutzen, um wieder einmal auf liegende Baumstämme zu klettern. Suche dir am Anfang keine zu großen Herausforderungen. Wenn du es seit deiner Kindheit nicht mehr gemacht hast, wird es am Anfang vielleicht gar nicht so einfach sein, sich oben zu halten. Nicht entmutigen lassen. Wenn dir jemand Hilfestellung gibt, geht es gefahrlos.

- Achte auch darauf, ob der Stamm nicht nass und damit rutschig ist und dass die Stämme fest aufliegen.

- Mutige können ihre Schuhe ausziehen und barfuß über den Baumstamm laufen. Das gibt zusätzlich noch eine aktivierende und sehr angenehme Fußmassage. Du wirst sehen: Etwas für die Gesundheit zu tun, darf auch richtig Spaß machen.

- Wenn du die Augen offen hältst, findest du noch mehr Möglichkeiten im Wald zum Balancieren: Baumstümpfe, Bänke, Steine, Felsen … Und nach dem »Krafttraining« geht es beim gemütlichen Schlendern wieder ruhig weiter.

TIPP

Viele Kinder bewegen sich viel zu wenig, insbesondere in der freien Natur. Eigentlich muss man sie gar nicht auffordern, auf Baumstämmen zu balancieren. Sie tun es meistens von sich aus, wenn sie dazu Gelegenheit haben. Unterstütze deine Kinder darin, falls sie es nicht mehr tun. Rückwärtslaufen auf Baumstämmen fördert den Gleichgewichtssinn übrigens besonders gut. Oder auf einem Bein auf einem Baumstumpf stehen und ein Lied singen oder, oder … Kinder haben meistens noch weitere tolle Ideen zum Balancieren, mach einfach mit!
Übrigens fördert Balancieren neben der Geschicklichkeit auch die Selbstsicherheit und das Selbstvertrauen der Kinder. Noch ein Grund, es öfters zu tun.

Einladungen zur Achtsamkeit und Meditation

INNEHALTEN IN DREI STUFEN

Diese Achtsamkeitsübung kannst du nach Bedarf auch in deinen Alltag einbauen. Sie hilft dir dabei, deine Gefühle besser wahrzunehmen, in deinen Körper hineinzuspüren und dich wieder zu konzentrieren. Das Wahrnehmen des Atems zum Schluss der Übung verbindet dich mit dem Hier und Jetzt.

Nimm im Stehen oder Sitzen eine bequeme Haltung ein.

- Spüre nach, wie du sitzt oder stehst. Nimm deine Füße auf dem Boden wahr, deine Gelenke, deine Schultern – nimm einfach deinen Körper wahr und beobachte ihn.

- Nimm nun deine Gefühle und Gedanken wahr. Was spürst du hier im Wald? Was denkst du gerade? Urteile und bewerte nichts, beobachte nur.

- Verbinde dich nun mit deinem Atem: Nimm deinen natürlichen Atemrhythmus wahr. Spüre, wie der Atem von alleine kommt und wie er wieder deinen Körper verlässt. In einem stetigen Kommen und Gehen. Beobachte und genieße, dass du hier im Augenblick nichts tun musst, nur stehen oder sitzen und beobachten. Verbinde dich mit dem gegenwärtigen Moment.

- Zum Beenden der Übung nimm drei tiefe Atemzüge, recke und strecke dich, gähne, mache Geräusche, wenn dir danach ist …

KLEINE GEHMEDITATION

Eine Gehmeditation ist noch etwas langsamer als das Schlendern. Versuche es anfangs nur für ein paar Meter oder einige Minuten. Wenn du Gefallen daran findest, kannst du eine Gehmeditation jederzeit in dein Waldbad einbauen. Aber auch zu Hause im Garten oder in einem Park ist diese bewegte, friedliche Meditation möglich.

Der buddhistische Mönch und Schriftsteller Thich Nhat Hanh schreibt hierzu: »Für diese Meditation musst du kein bestimmtes Ziel vor Augen haben. Daher besteht kein Grund, dich zu beeilen. Das Gehen ist Selbstzweck. Es ist wichtig, dass jeder Schritt, den du tust, dich friedvoll und glücklich stimmt. Jeder Schritt bringt dich dabei ins Jetzt, in den einzigen Moment, in dem du tatsächlich lebst. (...) Vermeide es, Sorgen und Ängste in deine Schritte zu geben, sondern gib ihnen Gelassenheit, Glück und Frieden mit. (...) Lerne es, Schritte zu tun, in denen statt Spuren von Furcht oder Beklemmung nur Frieden und Freude enthalten sind ... «

- Zu Beginn stehe aufmerksam und nimm deinen Stand wahr. Haben deine Füße guten Kontakt mit dem Boden? Sind deine Gelenke locker und nicht eingerastet? Stehst du aufrecht?

- Nimm deinen Atem wahr – wie er kommt und geht.

- Dann entschließe dich bewusst zum meditativen Gehen ... Nimm beim Gehen aufmerksam deine Füße wahr, Schritt für Schritt ...

- Gehe in einer angemessenen Geschwindigkeit deinen Weg – langsamer, als du es gewohnt bist.

- Spüre in deine Fußsohlen, wie sie den Boden berühren, wie sie abrollen und wieder den Boden verlassen.
- Spüre die Empfindungen in den Füßen und den Kontakt mit dem Waldboden, fühle die Verbindung zur Erde.
- Jeder Schritt, den du setzt, ist ein sanfter, friedlicher Schritt zu mehr Gelassenheit und Freude.
- Beende die Gehmeditation wieder im bewussten Stehen.
- Dann setze deinen Weg in deinem normalen Tempo fort.

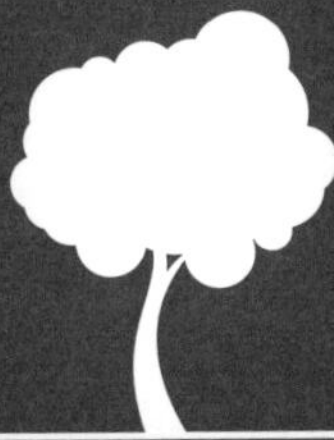

»Du kannst den Pfad nicht beschreiten, solange du nicht selbst der Pfad geworden bist.«

Zen-Weisheit

EINFACHE ATEMBEOBACHTUNG

Nimm eine einfache bequeme Haltung im Sitzen oder Stehen ein. Du kannst deine Hände übereinander auf deinen Unterbauch legen. Verweile so einen Moment und achte auf das, was du wahrnimmst, also zuerst, wie du dastehst oder sitzt. Dann nimm deine Gedanken wahr: Was denkst du gerade, wie geht es dir damit ...? Und nun beginnt die Atemübung:

- Von deinen Gedanken wanderst du zu deinem Atemrhythmus. Gönne dir die Zeit, deinen Atem einfach nur zu beobachten. So wie er kommt und geht – verändere nichts daran und atme so weiter, solange du Lust dazu hast.

- Du kannst mit einigen tiefen Atemzügen die Übung beenden. Mache das, sooft du willst in deinem Alltag, besonders dann, wenn du dich atemlos oder müde fühlst.

- Wenn du möchtest, kannst du aber auch noch einen Schritt weitergehen: Versuche, beim Einatmen durch die Nase bewusst deine Nasenspitze wahrzunehmen in dem Moment, wo der Atem in dich einströmt. Vielleicht bemerkst du sogar einen kleinen Luftzug. Beobachte, wie der Atem seinen Weg weiter durch die Nase in deinen Körper nimmt – und wie der Atem dich wieder verlässt, entweder durch die Nase oder durch den leicht geöffneten Mund.

- Erzwinge dabei nichts, sondern genieße es, dass du gerade nichts weiter zu tun hast, als hier zu sein und die frische Luft ein- und auszuatmen.

- Beende die Übung mit ein paar tiefen Atemzügen – recke und strecke dich kräftig und ausgiebig.

VERLÄNGERTES AUSATMEN

Möchtest du über die Atmung zur Ruhe kommen und den Atem wirklich vertiefen, dann nimm keinen direkten Einfluss auf die Einatmung, sondern auf das Ausatmen, indem du es ein wenig verlängerst. Das verlängerte Ausatmen führt zu einer deutlichen Entspannung. Suche dir einen ruhigen Platz unter den Bäumen, du kannst die Übung im Stehen oder Sitzen machen.

Wenn du sitzen möchtest, nimm eine aufrechte, entspannte Haltung ein. Beim Stehen suche dir einen festen Stand, indem beide Fußsohlen in einen guten Kontakt mit dem Boden kommen. Deine Gelenke sind alle locker, du stehst bequem. Nun kannst du die Augen schließen und deinen Atemrhythmus, so wie er gerade ist, bewusst für einige Zeit wahrnehmen.

- Um die verlängerte Ausatmung zu üben, atme nun ganz normal ein, ohne das Einatmen aktiv zu forcieren. Atme dann bewusst langsamer aus, als du es normalerweise tust. Versuche, vollständig auszuatmen, bevor du den nächsten Atemzug nimmst. Du kannst die Übung damit unterstützen, dass du beim Einatmen 1-2-3 zählst und beim Ausatmen 1-2-3-4 (-5–6).

- Diesen Atemrhythmus wiederhole etwa fünfmal.

Übe das verlängerte Ausatmen beim Waldbaden mehrmals an verschiedenen Plätzen. Mit jedem Üben geht es einfacher.

Im Alltag wird es dir immer leichter fallen, durch das verlängerte Ausatmen zwischendurch zu entspannen. Es ist besonders hilfreich vor schwierigen Aufgaben oder Telefonaten.

DAS INNERE LÄCHELN

Dies ist eine wunderbare Übung aus dem Stillen Qigong, einer meditativen Urform der chinesischen Energiearbeit, die du bald nicht mehr missen möchtest. Beim Stillen Qigong arbeiten wir nur mit unserer Vorstellung und machen keine äußeren Bewegungen.

Wer von uns lächelt nicht immer wieder anderen Menschen zu? »Das Lächeln«, so sagt ein chinesisches Sprichwort, »ist der kürzeste Weg zwischen zwei Menschen.« Wenn wir lächeln, lösen sich augenblicklich Anspannungen in den Muskeln unseres Gesichts und infolgedessen im ganzen Körper. Der Atem wird ruhiger und gleichmäßiger. Wir fühlen uns einfach rundum gut und zufrieden.

Beim inneren Lächeln geht es darum, dass wir uns selbst die Zuneigung schenken, die wir sonst beim Lächeln nach außen bringen. Wir lächeln uns selbst innerlich zu und schicken dieses Lächeln durch den ganzen Körper. Das aktiviert unsere Selbstheilungskräfte und schenkt uns frische Energie – ja es soll sogar Falten auf der Stirn glätten.

Diese Übung kannst du natürlich zu jeder Zeit und überall machen, doch in der Natur bei einem Waldbad ist es viel einfacher, sich selbst zuzulächeln. Und wenn es draußen gut funktioniert, übernimmst du es auch für drinnen, in deiner Wohnung, an deinem Arbeitsplatz, unterwegs in der Bahn. Hier kommt die Einladung zum inneren Lächeln:

- Nimm eine bequeme aufgerichtete Sitzhaltung ein (zum Beispiel auf einer Bank, einem Baumstumpf, einem Stein), lege deine Hände in den Schoß und schließe die Augen.

Deine Füße haben guten Kontakt mit dem Boden. Nimm die Waldatmosphäre um dich herum wahr und spüre die sanfte Bewegung deines Atems. Versuche, dich auch »innerlich« niederzulassen. Und nun lächle!

- Beginne dein Lächeln mit Mund und Augen, so wie du es auch machen würdest, wenn du einem anderen Menschen zulächeln wolltest, lasse deine Augen aber weiterhin geschlossen. Dein Lächeln breitet sich nun im ganzen Kopf aus. Lasse dir dafür Zeit.

- Dann schicke dieses Lächeln in alle Körperbereiche, bis in die Finger- und Zehenspitzen. Mit ein bisschen Übung klappt das immer besser.

- Versuche, deinen Körperempfindungen nachzuspüren: Wärme, Helligkeit, Freundlichkeit – was immer kommt, ist richtig.

- Mit etwas Übung kannst du das Lächeln auch in Bereiche schicken, die besondere Aufmerksamkeit benötigen oder die vielleicht schmerzen, dadurch werden die Selbstheilungskräfte genau dort aktiviert.

- Werde dir bewusst, dass die Quelle des Lächelns dein Herz ist, und genieße einfach die Ruhe.

- Zum Abschluss die Hände warm reiben und mit den warmen Händen über die Augen und das Gesicht streichen und dann langsam die Augen wieder öffnen.

- Bleibe noch ein wenig bei dem Gefühl des Lächelns.

Im Atemholen sind zweierlei Gnaden:
Die Luft einziehen, sich ihrer entladen;
jenes bedrängt, dieses erfrischt;
so wunderbar ist das Leben gemischt.
Du danke Gott, wenn er dich presst,
und dank ihm,
wenn er dich wieder entlässt.

Johann Wolfgang von Goethe
(deutscher Klassiker, 1749–1832)

MEDITATION AM WALDBACH

Ich lade dich zu einem Waldbad an einem kleinen Bach ein. Das fließende Wasser hat sicher sofort deine Aufmerksamkeit gefangen. Und es macht Spaß, wenn ein munteres Flüsschen den Weg durch den Wald begleitet.

Stelle dich an einen sicheren Platz am Ufer des Bachlaufes und beobachte seine Fließrichtung, wie er sich an Steinen und Ästen vorbeischlängelt. Hie und da wird er von natürlichen Hindernissen gebremst, um dann wieder bei einem kleinen Wasserfall Fahrt aufzunehmen. Wie stark fließt das Wasser genau an der Stelle, an der du stehst?

Setze dich, wenn möglich, hin und schließe die Augen. Lasse das Gluckern und Plätschern auf dich wirken. Vielleicht erkennst du sogar eine Wassermelodie? Spürst du den frischen Luftzug in deinem Gesicht? Riechst du den Duft der Pflanzen, die am Ufer wachsen?

Wenn dir diese Stimmung gut gefällt, kannst du eine kleine Atemmeditation machen:

- Nimm deinen Atemrhythmus bewusst wahr, ohne ihn zu verändern, lasse deinen Atem kommen und gehen und beobachte nur das Ein- und Ausatmen. Lege deine Hände auf den Unterbauch und spüre die sanften Atembewegungen.

- Das beständige leise Murmeln des kleinen Flüsschens an deiner Seite unterstützt deine Meditation. Später im Alltag kannst du dieses friedliche Bild der Ruhe wieder in Gedanken hervorholen und darüber auch zu Hause meditieren.

- Strecke, recke und dehne dich ein wenig, dann stehe auf und gehe zum Bach, wenn es möglich ist. Nimm eine Handvoll Wasser und lasse es durch deine Finger gleiten. Spritze dir etwas Wasser ins Gesicht und genieße die Frische.

- Wenn du möchtest, kannst du auch deine Füße ins Wasser strecken. Wasser ist pures Leben, hier kannst du dir das ganz bewusst machen.

- Schlendere noch eine Weile an dem Flüsschen entlang und beobachte, wie es sich seinen Weg durch die Waldlandschaft zwischen den Bäumen hindurch bahnt.

TIPP

Kindern fällt garantiert eine Menge ein, was man gemeinsam am Bach machen kann. Lasse sie sich etwas ausdenken. Wie wäre es denn, wenn ihr einen Staudamm baut? In den »Stausee« könnt ihr dann eure Hände und Füße hineinstecken. Wenn ihr den Bach verlasst, achtet darauf, dass das Wasser wieder durchfließen kann.

DEIN PLATZ IM GRÜNEN – ODER: EINFACH SITZEN

Suche dir einen schönen Platz im Grünen, an dem du eine Weile bleiben möchtest. Setze dich und warte ab, was passiert – 30 Minuten sind eine gute Zeit –, mit zehn Minuten anfangen ist schon prima an diesem Ort zum Wahrnehmen, Lauschen, Schauen, Riechen, Fühlen (oder auch zum Lesen eines schönen Buchs oder für ein Nickerchen). Hier ist dein Platz zum Sitzen, zum Entspannen, zum Kräfte-Sammeln, zum Meditieren ...

Noch ein paar Tipps für deinen guten »Platz im Grünen«:

- Der Platz sollte nur so weit weg sein, dass du ihn immer wieder aufsuchen kannst.

- Dein Sitzplatz sollte dich mit der Natur um dich herum verbinden. Vielleicht findest du einen Platz, an dem es auch Wasser gibt und an dem du die Bäume, Pflanzen und Tiere um dich herum gut beobachten kannst.

- An deinem Platz solltest du vor allem wahrnehmen, was ist, und nach Möglichkeit das Denken lassen. Wenn Gedanken auftauchen, kehre immer wieder zu deinen Sinnen und deinen Wahrnehmungen zurück.

- Fühle dich von der Natur dazu eingeladen, dein Bewusstsein zu erweitern und zu genießen.

- Wenn du dich sicher und geborgen an deinem Platz fühlst, wird deine Praxis des Sitzens zu etwas, auf das du dich freust.

(M)EIN LIEBLINGSWALD

»Hast du einen Lieblingswald?«, werde ich manchmal gefragt.

Mein Lieblingswald ist nie aufgeräumt, da sollte Totholz herumliegen oder -stehen, denn bei genauem Hinschauen ist es ja nicht tot, sondern hat viel Leben in und an sich, und meinen Lieblingswald durchziehen verschlungene Wege, keine »Waldautobahnen«. Das war es schon, was einen Wald zu meinem Lieblingswald werden lässt. Ansonsten bin ich neugierig und freue mich auf das, was ich vorfinde.

Einen beachtenswerten Wald treffe ich in der Schweiz über dem Aletschgletscher an. Zuerst einmal bin ich überrascht, »über« einem Gletscher noch einen Wald vorzufinden. Und dann besteht dieser Wald aus ganz besonderen Bäumen: zu einem Großteil nämlich aus jahrhundertealten Arven (Zirben). Hinzu kommen an lichten Stellen sonnenhungrige Lärchen. Nur ganz vereinzelt findet man auch einige Laubbäume: Birken, Alpenerlen und Vogelbeeren. Mystisch muten die Arven und Lärchen an, an deren Ästen lange Fäden von Flechten herunterhängen, in einer Dichte, die ich so noch nie gesehen habe. Beim Betreten dieses circa 2000 Meter hoch gelegenen Aletschwaldes fühle ich mich versetzt in eine andere Welt.

Die Wurzeln der Arven krallen sich um Felsen und große Gesteine und bieten ihrem Baum einen stabilen Halt. Stürme und eisige Winde rütteln diese Bäume, Schnee beugt sie, Blitze spalten sie, doch sie bleiben stehen und leben weiter. Dicke aufgerissene Borken erzählen Geschichten, von denen wir nur ahnen können.

Diesen Arvenwald einmal zu erleben, mit dem unvergleichlichen Blick auf den Gletscher und die majestätischen Berge ringsum, ist faszinierend.

Ja, ich gebe es zu, ich habe mich geradewegs in diesen Wald verliebt. In diese imposante Aussicht, jedoch noch mehr in diese lieblichen Flecken: dort, wo mir eine urige Wurzel einen gemütlichen Rastplatz bietet, wo mir ein rauer Baumstamm Rückhalt gibt oder wo ich meine Wanderschuhe ausziehen und barfuß durchs feuchte Gras laufen kann.

Ich nehme den würzigen Duft der Arven mit nach Hause in den Taunus ... und erzähle meiner Lieblingsbuche beim nächsten Besuch etwas von der großen weiten Welt.

(Meine ganze »Liebeserklärung an den Aletschwald« findest du hier: https://www.waldbaden.com/blog/august-2017-1/)

Kreativität – meditieren im Tun

ACHTSAME KREATIVITÄT IM WALD

Ich lade dich ein, im Wald deine Kreativität auszuprobieren – achtsam und mit voller Aufmerksamkeit. Du wirst sehen, wie viel Freude dir das macht und wie schnell du den Alltag dabei vergisst. Du bist in Bewegung und am Ende hast du sogar noch ein schönes Ergebnis zum Anschauen.

Es gibt verschiedene Möglichkeiten der kreativen Gestaltung, hier sind einige Anregungen, aber vielleicht hast du auch noch eigene Ideen:

- Du kannst dir zum Beispiel eine Fläche im Wald suchen, die du mit Hölzern abgrenzt (das ist quasi der Bilderrahmen). Innerhalb dieses Rahmens kannst du nun eine beliebige Miniaturlandschaft gestalten (mit Waldwegen, Spielplätzen, Häusern, Hochsitzen, Seen ...). Oder du kreierst einen Waldkindergarten, ein Minilabyrinth, ein Gemälde frei nach deiner Vorstellung. Oder was fällt dir noch ein ...?

- Du kannst verschiedene Holzstücke im Wald sammeln und diese zu einem Kunstwerk zusammenstellen.

- Du kannst Materialien mischen (Zweige, Steine, Blätter) und diese zu einem Kunstobjekt zusammenfügen.

- Du kannst dir ein besonders schönes Naturzitat aussuchen und es bildlich darstellen (zum Beispiel nach dem chinesischen Sprichwort »Jedes Wasser hat seine Quelle, jeder Baum seine Wurzel«).

- Bei allem Tun bist du ganz frei, verwende jedoch nur Material, das du am Boden lose findest. Achte die Natur und zerstöre keine Pflanzen, um dein Kunstwerk zu schaffen.

TIPP

Kinder sind sehr kreativ, wenn man sie lässt. Überlege gemeinsam mit ihnen, welches Kunstwerk ihr erschaffen wollt. Miniaturlandschaften sind sehr beliebt, da sie später noch bespielt werden können. Erkläre den Kindern, dass sie nichts von den Bäumen und Pflanzen abreißen sollen. Sie werden schnell ganz in ihrem Tun aufgehen – lasse dich von ihnen anstecken.

EIN MANDALA LEGEN

Mandala ist ein Begriff aus dem indischen Sanskrit und bedeutet so viel wie Kreis. Gemeint ist dabei das im Kreis gefasste Wesentliche des Lebens. In der Natur finden wir besonders in den facettenreichen Blüten viele Beispiele von Mandalas. Bei deinem Waldbad kannst du ein Mandala selbst mit Naturmaterialien gestalten.

- Halte die Form möglichst einfach und gestalte mit Steinen oder kleinen Ästchen die Abgrenzungen deines Mandalas.

- Wenn du auf dem Waldboden, einem Baumstumpf oder einer Bank die Form deines Mandalas gelegt hast, fülle die einzelnen Abschnitte mit Blättern, Steinchen, Zapfen et cetera nach Belieben aus.

- Zum Schluss betrachte dein Kunstwerk. Das Wetter wird das Bild bald wieder mitnehmen, und wenn du einige Tage später wieder hierherkommst, siehst du nur noch Teile davon oder gar nichts mehr. Doch das ist in Ordnung. Ein Mandala symbolisiert damit auch die Vergänglichkeit des Lebens. Erfreue dich am Moment des Erschaffens!

KREATIVES GESTALTEN BEIM WALDBADEN

Beim Waldbaden erfüllt es einen vollkommen, sich am großartigen Kunstwerk »Wald« zu erfreuen. Warum jedoch nicht auch einmal andere Wege einschlagen und selbst kreativ tätig werden? Beim kreativen Gestalten im Rahmen eines Waldbades geht es darum, Erlebtes zu vertiefen und Freude am künstlerischen Prozess zu haben. Dabei kannst du etwas ganz Einfaches tun, wie bunte Blätter auf dem Waldboden zusammenstellen, Steintürme stapeln oder geometrische Muster aus verschiedenen Materialien anlegen. Kreativ kann man aber auch nach dem Waldbad zu Hause werden, wenn man unterwegs Naturmaterial gesammelt hat.

Wichtig ist, dass du im Wald nichts Lebendiges abreißt oder ausgräbst. Es liegt genügend brauchbares Material einfach so auf dem Boden. Probiere es doch einfach einmal aus, alleine, mit Freunden oder mit deinen Kindern.

Augenentspannung

DAS GRÜN DES WALDES AUFNEHMEN

Aus evolutionärer Sicht waren nicht die Augen allein dafür zuständig, dass wir über Stock und Stein wandern können. Es war vor allem der Gleichgewichtssinn. Um Gefahren frühzeitig zu erkennen, musste der Urmensch auf seinen Tagesmärschen den Blick schweifen lassen. Er hat sicher nicht starr auf den Boden geguckt, damit er nicht stolpert, so wie wir es heute im Alltag oft tun.

Hebe beim langsamen Schlendern immer mal wieder den Blick an, das fördert das periphere Sehen, das mit dem Gleichgewichtssinn in Verbindung steht. So werden zugleich alle Sinne geschärft, wir sind hellwach und aufmerksam. Diese sehr einfache Augenübung verbindet das Waldbad mit Erholung für die Augen.

- Gehe nun einfach einen Weg entlang und schaue in die Ferne. Achte bei der Streckenführung darauf, dass sie keine größeren Unsicherheiten birgt.

- Später, wenn du etwas besser geübt bist, kannst du die Übung auch auf unebenes Gelände ausweiten.

DIE AUGEN IM SONNENLICHT BADEN

Vermeide für diese Augenübung die grelle Mittagssonne. Das Lichtbaden immer ohne Brille und mit geschlossenen Augenlidern üben.

- Mit den geschlossenen Augen schaust du in Richtung Sonne. Genieße für einen Moment die Wärme auf deinem Gesicht. Dann bewege den Kopf sanft und im Atemrhythmus hin und her, lasse ihn zur Ruhe kommen, lasse ihn nach vorne sinken und richte ihn wieder auf, immer wieder mit dem Ein- und dem Ausatmen.

- Anschließend lässt du deinen Kopf noch langsam rechtsherum und linksherum kreisen, die Sonne ist dabei quasi der Mittelpunkt deines Kreises. Mache das jedoch sehr langsam und bedacht und achte dabei auf deinen Nacken, der auf keinen Fall schmerzen darf. Es sind nur kleine Kreise, die du beschreibst. Auf diese Weise dringt das Sonnenlicht in jeden Bereich deiner Augen.

- Bleibe noch einen Moment mit geschlossenen Augen stehen. Nimm nun wahr, wie sich deine Augen, dein Gesicht, dein Nacken und dein ganzer Körper anfühlen. Solltest du bei dieser Übung Lichtblitze und ähnliche Erscheinungen hinter geschlossenen Lidern gesehen haben, ist das ganz normal.

- Wende dann deinen Rücken der Sonne zu und mache die nächste Übung, das Palmieren, zum Abschluss.

PALMIEREN

Diese Übung kannst du ebenfalls jederzeit machen, wenn deine Augen eine besondere Entspannung brauchen. Beim Waldbaden solltest du sie zusätzlich nach den Übungen »Die Augen im Sonnenlicht baden« und »Das goldene Fingertor« als Abschluss anwenden. Das Palmieren am Schreibtisch oder zu Hause am besten stündlich üben.

- Nimm dazu eine bequeme Haltung ein im Stehen oder Sitzen. Reibe deine Handflächen aneinander kräftig warm. Die Energie, die du damit erzeugst, kann durch die geschlossenen Lider von den Augen aufgenommen werden. Damit wirkt diese Übung nicht nur entspannend für die Augen, sondern schenkt ihnen auch neue Energie.

- Schließe deine Augen, runde deine beiden Handflächen und lege die Hände mit den Innenseiten auf die geschlossenen Augen. Die gerundeten Hände wirken wie Höhlen, in denen nun die Augen ruhen. Es soll kein Licht mehr hindurchdringen können. Es kann aber zu Lichterscheinungen, Blitzen oder Ähnlichem kommen. Einfach wahrnehmen und entspannt weiteratmen. Nimm ganz bewusst die angenehme Wärme der Hände auf.

- Lasse deine Gedanken los und genieße diese Übung wie eine kleine Meditation.

- Am Ende (nach mindestens fünf Minuten) die Hände lösen, sanft über die Augen streichen und diese erst dann wieder öffnen. Recken und strecken, gähnen …

- Wie fühlst du dich? Wie fühlen sich deine Augen an? Und deine Hände?

DAS GOLDENE FINGERTOR

Bei dieser Übung aus dem sogenannten Augen-Qigong wird das Zusammenspiel der Augen verbessert und die Muskulatur gestärkt. Sie ist gut bei Weit- und Kurzsichtigkeit und beim Schielen, da das schwächere Auge trainiert wird.

- Stelle oder setze dich bequem hin. Falls du eine Brille trägst, setze sie zur Übung ab. Schließe für einen Moment deine Augen und nimm deinen Atem wahr, lockere anschließend deine Schultern.

- Beginne mit der Übung, indem du deine zusammengelegten Hände vor dein Gesicht bringst. Du blickst auf beide Daumen.

- Nun bilde Fäuste und strecke nur die Zeigefinger nach oben. Halte den rechten Finger etwa 15 Zentimeter entfernt genau in der Mitte vor deine Augen. Strecke den linken Arm so weit wie möglich aus und positioniere den linken Zeigefinger genau hinter dem rechten. Schaue nun fokussiert auf den linken, weiter entfernten Finger. Nimm diesen so scharf wie möglich wahr.

- Dabei wirst du – manchmal auch erst nach etwas Übung – feststellen, dass du den rechten Zeigefinger doppelt siehst und dieser ein Tor – das goldene Fingertor – bildet, durch den du den linken, entfernten Finger siehst.

- Dann wechsle den Fokus: Du schaust genau den rechten, näheren Finger an und wirst feststellen, dass nun der linke Finger das Tor bildet.

- Wechsle einige Male zwischen beiden Perspektiven.

- Danach kommen auch die Bäume ins Spiel: Halte nur einen Finger vor deinen Augen in die Höhe. Der zweite, bisher entfernte Finger wird nun von einem entfernten Motiv ersetzt – hier im Wald eignet sich hervorragend ein gerader Baum in deiner Nähe.

- Fokussiere nun abwechselnd auf den Finger vor dir und auf den Baum in naher Entfernung. Gelingt es dir, dass nun einmal der Finger und einmal der Baum das goldene Tor bildet? Mit etwas Übung klappt es bestimmt.

- Zum Abschluss Palmieren (siehe Seite 132).

TIPP

Beim nicht fokussierten Finger stehen die Blickachsen der beiden Augen nicht zusammen, deshalb nimmt das Gehirn durch jedes Auge einen Finger wahr und bildet ein »Tor«. Das ist ganz normal – im Alltag unterdrückt das Gehirn solche Doppelbilder – nur manchmal, wenn wir gestresst sind, nicht. Passiert dir das, dann ist Entspannung angesagt.

»Ich ging nur für einen kurzen Spaziergang hinaus und beschloss schließlich, bis zum Sonnenuntergang draußen zu bleiben, denn ich stellte fest, dass das Nach-draußen-Gehen eigentlich ein Nach-innen-Gehen war.«

John Muir (Naturphilosoph)

Einladungen von einem Tag bis ein Jahr

EIN TAG IM WALD

»Ein Tag im Wald« – sprich diesen kurzen Satz einmal langsam und laut aus. Ich finde, alleine diese Worte klingen wie eine Einladung zu einem Kurzurlaub. Und diese Einladung solltest du unbedingt annehmen. Auch Qing Li empfiehlt: »Wenn du Stress reduzieren willst, mache einen Tagesausflug in ein Waldgebiet in deiner Nähe.« Deshalb lade ich dich ein, mit einer Planung zu beginnen. Denn auch die macht ja schon Freude.

- Unbedingt den Tag im Kalender eintragen, nach Möglichkeit unter der Rubrik »Wichtig!«. Mache dir bewusst, dass dieser Termin auf alle Fälle eingehalten werden muss. (Ja, zum ersten Mal in diesem Buch empfehle ich ein »Muss«, aber bedenke, wie schnell wir solche Wohlfühltermine für uns selbst anderen, angeblich wichtigeren Terminen unterordnen. Doch nur, wenn du hin und wieder bewusste Pausen in diesem Terminstress einlegst, wirst du auch wieder ganz für andere da sein können. Deshalb ist das ein wirklich wichtiger »Muss«-Termin.)

- Mache eine Planung, wohin dich dein Tages-Waldbad führen soll. Vielleicht möchtest du einen besonderen Wald besuchen, einen märchenhaften Waldpfad beschreiten oder einen klaren Waldsee umrunden.

- Wie kommst du an den Ausgangspunkt? Brauchst du eine Wanderkarte? Gibt es in der Nähe ein Gasthaus für deine Mittagspause? Hat dieses an dem Tag geöffnet? Oder musst du an Proviant denken?

- Wer braucht an dem Tag zu Hause Versorgung? Der Hund? Die Kinder? Der pflegebedürftige Vater? Das muss geklärt und organisiert sein. Und mache allen zu Hause klar, dass du erst auf dem Rückweg wieder per Handy erreichbar bist.

- Was möchtest du an diesem Tag im Wald machen? Nur wandern, spazieren gehen oder einige Waldbaden-Übungen einstreuen? Dann ist es sicher eine gute Idee, auch dieses Buch mitzunehmen oder dir vorher zwei, drei Übungen auszusuchen.

- Wenn du gern schreibst, nimm einen Block oder ein Notizbuch und Stifte mit. Vielleicht fallen dir ein paar schöne Gedichte oder eine Geschichte ein. Und wenn du lieber lesen möchtest, packe ein Buch ein, das dir gute Laune macht.

- Packe deinen Rucksack unbedingt am Abend davor: ausreichend Getränke, etwas zum Essen (zum Beispiel Obst, Nüsse, Sandwiches), eine aktuelle Wanderkarte, einen Kompass, Handy, Regenkleidung, Ersatzstrümpfe, das Waldbaden-Buch oder ein anderes, einen Block und Stifte, einen Fotoapparat (der bei den Waldbaden-Einladungen im Rucksack bleiben kann).

- Wenn es dir guttut, plane die genauen Uhrzeiten:

8 Uhr Frühstück

8:30 Uhr Hund zur Nachbarin bringen

9:12 Uhr Bushaltestelle (Fahrt auf den Großen Feldberg)

Danach sei entspannt und lasse alles auf dich zukommen.

Nur die Rückfahrt ist dann wieder zeitlich gesetzt.

- Bist du im Wald angekommen, empfehle ich dir das Einstiegsritual von Seite 66. Lasse mit dem Stein deinen Alltag endgültig hinter dir.

- Möchtest du weiter waldbaden, lade ich dich ein zu der Übung »In der Langsamkeit ankommen« (siehe Seite 68).

- Danach schlenderst du los. Öffne deine Sinne und genieße – da ist niemand, der etwas von dir fordert. Gar nicht so einfach, das zu akzeptieren, aber der Wald hilft dir dabei. Das letzte »Muss« hast du mit der Planung dieses Tages hinter dir gelassen.

- Es genügt vollkommen, mal hie und da zu schnuppern, zu hören, zu schauen oder zu fühlen. Setze dich hin, bevor du müde wirst. Ruhe dich aus, lies in deinem Buch oder genieße eine der Waldbade-Einladungen.

- Raste mittags in einem Gasthaus oder mache eine Brotzeit im Wald.

- Wie lange darf dein Waldbaden-Tag dauern? Qing Li spricht von vier Stunden, besser sind sechs Stunden, und wenn du im Sommer noch länger waldbaden möchtest, dann mache es. Auch hier gibt es kein Müssen. Es ist möglich, dass es dir so gut gefällt, dass du auch den Sonnenuntergang noch im Freien erleben willst.

- Gestärkt beendest du den Tag im Wald.

DREI TAGE IM WALD

Qing Li empfiehlt: »Wenn du dein Immunsystem steigern willst, dann nimm ein dreitägiges Waldbad etwa einmal im Monat. Die erhöhte Aktivität der Killerzellen hält nach einem dreitägigen Aufenthalt im Wald etwa 30 Tage an.«

Für eine solche Aktion brauchst du nicht für drei Tage mitten im Wald dein Lager aufzuschlagen und zu nächtigen. Waldbaden ist kein Survival-Training. Mache es einfach wie in der Einladung »Ein Tag im Wald« (siehe Seite 136), zum Beispiel jede Woche einmal oder ab und zu an drei Tagen hintereinander.

Oder plane deinen Urlaub in unmittelbarer Nähe eines Waldgebietes. So kannst du täglich stundenlange gemütliche Waldbäder nehmen. Du wirst besonders gestärkt aus diesem Urlaub in den Alltag zurückkommen.

WOCHENEINLADUNG: ACHTSAM AUF DEMSELBEN PFAD

Wie wäre es, mit dieser Einladung zum Waldbaden eine Woche lang jeden Tag zu beenden? Auch für den Urlaub bietet sich diese längerfristige Übung gut an. Wie immer gilt: Bleibe spielerisch bei dieser Einladung. Und lasse dich von dir selbst überraschen. Es gibt kein Richtig und kein Falsch. Die Übung wird deinen aufmerksamen, liebevollen Blick schulen – auf die Natur und auf dich selbst. Viel Vergnügen dabei.

- Suche dir einen Waldweg oder Pfad aus, den du gemütlich schlendernd in etwa 30 Minuten zurücklegst. Du kannst auch einen Ruheplatz dazu auswählen – die Pause rechnest du nicht in die Wegzeit ein.

- Genau diesen Weg nimmst du nun täglich zur gleichen Zeit. Hast du dir auch einen Sitzplatz eingerichtet, so komme möglichst auch hier immer zur gleichen Zeit an und verweile immer so lang wie die anderen Male auch.

- Beim Schlendern lasse deinen Blick einmal in die Ferne schweifen, dann aber auch nach den kleinen Dingen am Wegesrand sehen. Beim Sitzen mache es genauso oder schließe deine Augen und nimm nur über das Gefühl, das Gehör und die Nase wahr. Sei einfach aufmerksam – sonst ist gar nichts zu tun.

- Ändert sich etwas in deiner Wahrnehmung? Was bleibt gleich? Was begegnet dir auf dem Weg noch? Welche Gefühle hast du am zweiten, dritten, vierten und fünften Tag? Freust du dich, den Weg erneut zu gehen?

- Wenn es dir Spaß macht, kannst du dir ein kleines Notizheft anlegen und dort hineinschreiben, was dir aufgefallen ist im Laufe der Woche.

- Oder du beschreibst einer Freundin oder einem Freund deinen Weg. Sehr spannend ist das, wenn du das am ersten Tag und am letzten Tag machst – was wird sie oder er von dir hören? Was ist dir am ersten Tag aufgefallen und was am letzten?

- Vielleicht hat deine Freundin oder dein Freund sogar Lust bekommen, diese Übung auch einmal auszuprobieren. Dann bist du nach ein paar Tagen der aufmerksame Zuhörer.

- Du kannst diesen Dialog natürlich auch einfach mit deinem Notizheft führen und dort hineinschreiben, was du einer Freundin oder einem Freund erzählen würdest.

Drei Jahreseinladungen

Die folgenden Übungszyklen oder Einladungen kannst du im Lauf eines ganzen Jahres machen. Du lernst dabei deinen Wald, deine Bäume und Sträucher, vielleicht sogar deine Tiere besonders gut kennen – und gewiss lieben. Immer mehr werden die Orte, die du dabei aufsuchst, zu deinen ganz persönlichen Kraftorten. Zu jeder Jahreszeit, bei jedem Wetter wirst du unter den Bäumen sitzen und spüren, die Natur da draußen wird immer mehr zu deiner eigenen Natur in deinem Inneren. Eine Verbindung, die bleiben wird und dich mit deinen inneren Kräften verbindet – dein Leben lang.

Nun wünsche ich dir viel Freude mit den Jahreseinladungen und viele wunderschöne Erfahrungen und Begegnungen. Lies dir alle drei Jahresübungen durch und entscheide dich für eine im ersten Jahr.

Wenn du Lust hast, kannst du im nächsten Jahr eine neue aussuchen oder einfach die erste weitermachen.

FINDE DEINEN BAUM

Wir sind heutzutage nicht mehr so mit den Jahreszeiten verbunden wie früher. Sie kommen uns höchstens mal in die Quere, wenn ein Herbststurm die Schindeln von den Dächern fegt, im Sommer die Mücken uns plagen oder im Winter die Straßen glatt sind und wir länger zur Arbeit brauchen als sonst.

Dabei hat jede Jahreszeit ihre schönen Gesichter. Weißt du denn (noch), wie herrlich ein kalter Wind im Gesicht prickelt? Oder wie wärmend sich schon im Frühjahr Sonnenstrahlen auf unserer Haut anfühlen? Weißt du noch, wie erfrischend ein Sommerregen sein kann? Oder wie frisch gefallener Schnee im Wald schmeckt?

Bei dieser Jahresübung wirst du dies alles sicher erfahren.

Dazu lade ich dich ein, dir in »deinem« Wald einen Baum zu suchen, den du übers Jahr immer wieder besuchen wirst. Lass dir ruhig etwas Zeit, bis du den für dich richtigen Baum gefunden hast. Er sollte möglichst gut zu erreichen sein, damit du ihn regelmäßig aufsuchen kannst. Dabei ist es ganz egal, um welche Baumart es sich handelt.

- Hast du einen Baum gefunden? Deinen Jahresbaum?

- Angekommen an deinem Baum, setze dich unter ihn und beobachte, was um ihn herum passiert. Meditiere ein wenig, ruhe dich aus und schöpfe neue Kraft. Vielleicht erlebst du dabei die Jahreszeiten ganz neu und bewusster.

- Konntest du die trüben Herbsttage im November bisher nicht leiden, entdeckst du zu dieser Zeit womöglich eine wundervolle Stille mit deinem Baum.

- So wirst du deinen Baum über alle Jahreszeiten hinweg erfahren, erleben, spüren, sehen, schnuppern ...

- Wie verändert sich dein Baum im Laufe der Zeit? Wie verändert er sich rein äußerlich? Wie die Umgebung um ihn herum? Findest du Tierspuren? Verändert sich auch deine Beziehung zu deinem Baum. Was fühlst du, wenn du dich auf den Weg machst zu deinem Baum? Ist da schon so etwas wie Wiedersehensfreude?

- Ich rege gern an, zu einem Waldbad ein Notizheft und einen Stift mitzunehmen. Vielleicht hast du Lust, unter der Krone deines Baumes ein paar Worte in dein Heft zu schreiben. Du kannst auch deinen Baum zeichnen oder ein Gedicht über ihn schreiben. Du kannst ihn fotografieren (ja, du darfst dabei auch einmal einen Fotoapparat benutzen) und einen Kalender fürs nächste Jahr daraus zusammenstellen. Im Büro dann, beim Blick auf die Baumbilder, kannst du immer eine kleine Waldbaden-Pause machen, ohne selbst im Wald zu sein.

- Du wirst deinen Baum mindestens sechs Mal besuchen. Angenommen, du suchst dir deinen Baum im Winter aus, so gehst du noch im Frühjahr, im Hochsommer, im Spätsommer, im späten Herbst und zum Abschluss nochmals im Winter zu ihm.

- Und wenn das Jahr vorüber ist, zwingt dich nichts, mit der Übung aufzuhören. Mach einfach weiter, so wie du es möchtest. Alles kann, nichts muss.

TIPPS

- Diese Einladung macht auch viel Freude in Gemeinschaft mit anderen Menschen, die du magst. Suche dazu mit Freunden einen Platz auf, an dem jeder »seinen« Baum sucht und findet. An den Bäumen verbringt jeder etwa ein Stunde Solozeit (siehe hierzu auch Seite 54). Legt die Zeit vorher fest. Einer in der Gruppe hat die Zeit im Auge und ruft zum Beispiel mit dem Ton einer Klangschale am Ende alle wieder sanft zusammen. Jeder beschäftigt sich in der Solozeit nur mit seinem Baum. Anschließend macht es Spaß, sich in der Mitte aller Bäume zu treffen und dort ein gemeinsames Picknick zu machen, bei dem ihr euch über eure Erfahrungen austauschen könnt. Lade deine Freunde zu diesem besonderen Erlebnis ein!
- Auch mit Kindern ist das eine wundervolle Übung. Die Solozeit sollte dann aber nicht so lang sein. Das anschließende Picknick darf dafür etwas länger ausfallen. Natürlich besuchen alle gegenseitig ihre Bäume und erzählen, warum gerade dieser Baum so toll ist – vielleicht eignet er sich ja besonders gut zum Klettern. Lass dir als Erwachsener von deinen Kindern die Bäume erklären – das ist wunderbar. Und bedenke, dass es beim Waldbaden nicht vorrangig auf Wissen ankommt. Also nicht gleich korrigierend eingreifen, wenn die Buche nun eben Julius heißt und es dein Kind nicht interessiert, ob es sich dabei um eine Buche oder Eiche handelt. Spannend wird es, ob beim zweiten Besuch noch alle ihre Bäume finden!
- Und noch ein Tipp: Tue dich mit anderen Familien zusammen.

*Frühlingsblüten, Herbstmond,
Sommerbrise, Winterschnee –
Für einen von unnötigen
Gedanken freien Geist
ist jede Jahreszeit willkommen.*

Zen-Meister Mumon Ekai (1183–1260)

JAHRESZEITEN-MEDITATION

Die Natur lehrt uns, dass das Leben aus einem ständigen Veränderungsprozess besteht. Du hast nun zwei Möglichkeiten: Entweder freundest du dich mit dem immerwährenden Wandel an oder du beklagst ihn. Natürlich darfst du dich über den Winter und damit über das schwindende Tageslicht und kalte Füße beschweren, kommen wird er doch. Er wird aber auch irgendwann wieder vorbei sein und dem Frühling Platz machen. In dem Moment, in dem dir alle Jahreszeiten willkommen sind, kannst du dich von vielen unnötigen Gedanken befreien. Vielleicht möchtest du dazu die Einladung zu dieser Jahreszeiten-Meditation annehmen, sie wird dich über das ganze Jahr hinweg begleiten. Beginnen kannst du damit genau jetzt.

Es geht los:

- Schlendere durch den Wald und lasse dich an einem schönen Platz nieder.

- Schaue dich ein wenig um und nimm alle Hinweise auf die derzeitige Jahreszeit wahr. Welche Farbe haben die Blätter? Siehst du Knospen, Blüten oder Samen? In welcher Jahreszeit befindest du dich gerade? Was ist speziell daran? Vielleicht ein besonderer Geruch? Oder die Lichtverhältnisse?

- Schließe die Augen und gehe zu deinen Gefühlen. Was empfindest du in dieser Jahreszeit? Hast du vielleicht bestimmte Bedürfnisse? Wie ist deine Stimmung?

- Wie sind deine Erinnerungen mit dieser Jahreszeit verbunden? Das kann bis in die Kindheit zurückgehen. Was hast du zu dieser Zeit schon erlebt? Kommen dir Märchen, Gedichte oder Lieder in den Sinn?

- Mache dir bewusst, dass alles, was du wahrgenommen hast, in wenigen Tagen und Wochen nicht mehr so ist. Die Farbe der Blätter wird sich verändert haben, die Knospen werden aufgesprungen sein, die Blüten verblüht und die Düfte erdiger …

- Welche Gefühle verbindest du mit dem Jahreszeiten-Zyklus und mit den ständig vorkommenden Transformationen in der Natur? Ist es auch deine Natur? Bist auch du für Veränderungen offen? Was kannst du von Bäumen und Pflanzen für dein Leben lernen?

- Nachdem du all das aufgenommen hast, lasse deine Gedanken nach Möglichkeit los, nimm deinen Atem wahr und genieße solange du möchtest die Ruhe, die dich umgibt. Wenn du Zeit und Lust hast, kannst du jetzt – oder später zu Hause – in deinem Notizheft Gedanken und Inspirationen festhalten.

Auf deinem Rückweg durch den Wald schaue immer wieder, was die Jahreszeit dir noch Besonderes zu bieten hat. Bleibe weiterhin offen für all deine Empfindungen.

TIPP

Ich lade dich ein, dieses Meditations-Waldbad mindestens viermal im Jahr zu jeder Jahreszeit zu machen. Gern kannst du natürlich öfter in den Wald gehen und dich mit seinem Wandel beschäftigen. So wird dir, wie es Mumon Ekai sagt, bald jede Jahreszeit willkommen sein.

WERDE BAUMEXPERTE

Diese Waldbaden-Einladung gestaltet sich ein bisschen anders als die bisherigen. Du weißt, dass es beim Waldbaden gerade nicht um »Wissen« und verstandesmäßiges Erfassen geht – und doch besteht diese Einladung nun darin, sich mit einer Baumart intensiv zu beschäftigen, sodass du am Jahresende ein richtiger »Baumexperte« geworden sein kannst.

Ich möchte mit dieser Einladung anknüpfen an eine alte Tradition der Kräuterheilkunde. Dabei lernten angehende Kräuterfrauen oder -männer jedes Jahr nur eine neue Heilpflanze kennen – und das über einen Zeitraum von neun Jahren. Hier geht es nun in diesem Sinne um das Kennenlernen von Bäumen – jedes Jahr befasst du dich mit einer Baumart.

»Eigentlich« neigt man ja dazu, etwas Neues möglichst schnell zu lernen und das Wissen ebenso schnell einzusetzen – dieses Mal jedoch lade ich dich ein, dir besonders viel Zeit zu nehmen. Geduld ist gefragt – bis ein Baum groß ist, vergehen viele Jahre.

- So lernst du eine Baumart von Grund auf kennen – und sicher auch lieben. Widme dich ein ganzes Jahr einer bestimmten Baumart. Es ist egal, mit welcher du anfängst, Buche, Eiche oder Fichte ... Du wirst diesen Baum übers Jahr oft besuchen, begreifen, erspüren und alles, was du wissen möchtest, über ihn zusammentragen. So erfährst du Vielfältiges und Unerwartetes über »deinen« Baum.

- Beginne damit, den von dir ausgesuchten Baum aufzusuchen. Nimm dir eine Sitzunterlage, ein Notizheft und einen Stift, eventuell eine Lupe und einen Fotoapparat mit. Vielleicht auch ein Bestimmungsbuch.

- Wenn du angekommen bist, mache dich mit deinem Baum bekannt. Schaue ihn aus der Ferne genau an, seine Krone, seinen Stamm. Was wächst in seinem Umfeld? Erkennst du Tierspuren oder welche von Menschen? Zuerst beobachte nur. Dann nähere dich dem Baum. Was liegt oder wächst unter ihm? Was siehst du, wenn du nach oben schaust? Schaue dir seine Rinde genau an, seine Zweige, seine Blätter, Früchte oder Fruchtstände ... Pilze, die hier wachsen ... Nimm, was du magst, auch in die Hände, fühle, rieche, schmecke ... Du kannst dich an deinen Baum lehnen oder dich unter ihn legen ... spüren, hören ...

- Wenn du so weit bist, nimm dein Notizheft und schreibe hinein: Gedanken, die dir zu diesem Baum einfallen, vielleicht ein Gedicht, ein Haiku oder eine kleine Geschichte.

- Mache eine kurze Pause – dann nimm das Notizheft nochmals zur Hand.

- Beschreibe nun diesen Baum: Rinde, Blätter, Früchte, Wuchsform ... (du brauchst das alles nicht mit botanischen Namen zu benennen), sein Umfeld wie andere Bäume, Kräuter, Gräser ... den Platz, an dem er steht – an einem Abhang, auf Felsen, an einem Ufer ... Falls du Tierspuren entdeckt hast oder Tiere gesehen oder gehört hast: Beschreibe dies ebenfalls. Notiere alles, was dir sonst noch im Zusammenhang mit deinem Baum auffällt, wie Fraßspuren an den Blättern oder Verletzungen an der Rinde ...

- Wenn du lieber malst, kannst du statt der Beschreibung auch zeichnen. Und natürlich Fotos von deinem Baum machen.

- Mit dem botanischen Wissen hast du dich bis jetzt noch gar nicht beschäftigt. Wenn du magst, kannst du dazu schreiben, was du weißt. Du kannst auch in deinem Bestimmungsbuch nachschlagen oder warten, bis du wieder zu Hause bist. Du solltest nicht gleich bei deinem ersten Besuch alles wissen wollen. Du hast ja ein Jahr Zeit. Verabschiede dich von deinem Baum.

- Zwischen deinen Besuchen im Wald kannst du zu Hause Bücher oder das Internet nutzen, um deinen Baum näher kennenzulernen. Auch Gedichte oder Geschichten über ihn findet man so leicht.

- Du solltest dir den Baum dann im Lauf des Jahres öfter mal ansehen und beobachten. Sicher entdeckst du auf diese Weise immer wieder Neues. Nimm dir so viel Zeit, wie du möchtest, um deine Baumart mit allen Facetten kennenzulernen. Finde Antworten: Was kann man mit den Blättern oder Wurzeln machen, können sie zu Heilzwecken genutzt werden? Was für ein Holz ist es? Was kann damit gebaut werden? Welche Lebensbedingungen mag der Baum am liebsten? Wo wächst er sonst noch? Mache das alles mit Freude und Achtsamkeit. Eine Einstellung nach dem Motto »Ich muss hier etwas lernen« ist fehl am Platz. So hast du nach einem Jahr ein umfangreiches Baumporträt von »deiner« Baumart.

- Natürlich bist du nicht an einen speziellen Baum gebunden, auch an anderen Orten kannst du nach der Baumart Ausschau halten oder einmal einen besonderen Wald besuchen, der für diese Art berühmt ist, wie zum Beispiel den Nationalpark Hainich in Thüringen mit seinen alten Buchenbeständen, wenn du gerade »Buchenexperte« wirst.

- Und im nächsten Jahr ist eine andere Art, ein anderer Baum an der Reihe. Nach neun Jahren bist du ein richtiger Baumexperte!

Menschen in den Wald begleiten – Kursleiterin/Kursleiter werden

Möchtest du gerne anderen Menschen zeigen, wie sie im Wald baden können?

Dann fange doch einfach einmal damit an: Lade Freunde und Bekannte zu einem entspannenden Waldbad ein. Wähle einige Einladungen aus dem Buch, die du selbst schon ausprobiert hast und die dir gut gefallen. Dann überlege, wo du das Waldbad machen möchtest, du solltest dich dort gut auskennen. Sorge dafür, dass ihr langsam unterwegs seid, und zeige deiner Gruppe die Schönheiten des Waldes. Mache es einfach vor: das Riechen, das Hören, das Berühren ... und du wirst sehen, wie viel Freude es macht, wenn du deine Begleiter dafür begeistern kannst.

Möchtest du das Waldbaden professionell anleiten, kannst du dich auch für eine Ausbildung zum/zur »Kursleiter/in für Waldbaden« entscheiden.

Als Kursleiterin/Kursleiter solltest du ...

- Freude an den Menschen und
- Freude an der Natur und den Einladungen zum Waldbaden haben,
- innerlich zentriert sein und Langsamkeit aushalten können,
- sehr gute Ortskenntnisse haben,

- die Zeit im Blick haben (deine Teilnehmer freuen sich, wenn sie sich über Zeit keine Gedanken machen müssen),

- auf alle deine Teilnehmer eingehen können,

- flexibel sein,

- eine kleine Notfallapotheke mitnehmen (Pflaster, Desinfektionsmittel, Zeckenzange, Mittel gegen Insekten, Rettungsdecke gegen Unterkühlung), Handy und

- eine Notfall-App auf dem Handy installieren (hier findest du viele Tipps zur Sicherheit im Wald und Mittelgebirge: www.bergwacht-hessen.de/index.php/sicherheit-in-wald-und-mittelgebirge.html, unter anderem auch die Notfall-App: »Hilfe im Wald«)

Interessiert?

Ausbildung „Kursleiter/in für Waldbaden –
Achtsamkeit im Wald"

Informationen unter:
www.waldbaden.com
www.waldbaden-akademie.com

Die Waldbaden-Übungen

Literatur zum Weiterlesen

Arvay, Clemens G.: Der Biophilia-Effekt: Heilung aus dem Wald. Ullstein 2016

Ders.: Der Heilungscode der Natur. Riemann 2016

Chamovitz, Daniel: Was Pflanzen wissen. Hanser 2013

David, Werner: Lebensraum Totholz. pala 2010

Ekelund, Torbjørn: Im Wald. Malik/Piper 2016

Fischer, Ernst Peter: Wie kommt die Welt in den Kopf? oder Die Macht der Sinne. Herbig 2013

Fischer-Rizzi, Susanne: Mit der Wildnis verbunden. Kosmos 2015

Güthler, Andreas; Lacher, Kathrin: Naturwerkstatt Landart. AT 2005

Hageneder, Fred: Der Geist der Bäume. Neue Erde 2014

Ders.; Trendelkamp, Maria: Baumwelt. Neue Erde 2012

Hätscher-Rosenbauer, Wolfgang: Kleine Augenschule. Mankau 2017

Hatt, Hanns; Dee, Regine: Das kleine Buch vom Riechen und Schmecken. Knaus 2012

Hesse, Hermann: Bäume – Betrachtungen und Gedichte. Insel 1984

Hofrichter, Robert: Das geheimnisvolle Leben der Pilze. Gütersloher 2017

Huppertz, Michael; Schatanek, Verena: Achtsamkeit in der Natur. Junfermann 2015

Joller, Kari: Naturerfahrung mit allen Sinnen. AT 2008 Louv, Richard: Das Prinzip Natur. Beltz 2012

Scheppach, Joseph: Das geheime Bewusstsein der Pflanzen. Knaur 2016

Stoehr, Guntram: Vom Wesen der Bäume. AT 2012

Walser-Biffiger, Ursula: Heilrituale in der Natur. AT 2012

Dies.: Vom schöpferischen Umgang mit Orten der Kraft. AT 2006

Wohlleben, Peter: Das geheime Leben der Bäume. Ludwig 2015

Zürcher, Ernst: Die Bäume und das Unsichtbare. AT 2016

Adressen

Informationen über wissenschaftliche Naturtherapie und Green Care in Deutschland:

Deutsche Gesellschaft für Naturtherapie, Waldtherapie/ Waldmedizin und Green Care – DGN e. V.
Univ.-Prof. Dr. mult. Hilarion G. Petzold
Wefelsen 5, 42499 Hückeswagen, Tel.: +49 (0) 2192/858-28
E-Mail: forschung@integrativ.eag-fpi.de

Ausbildung von Wald- sowie Klimatherapeuten in München bzw. Garmisch-Partenkirchen:

Lehrstuhl für Public Health und Versorgungsforschung
Institut für medizinische Informationsverarbeitung, Biometrie und Epidemiologie
Prof. Angela Schuh/Gisela Immich. M. Sc., Tel.: +49 (0)89/2180-78213
http://ihrs.ibe.med.uni-muenchen.de/klimatologie/waldtherapie/index.html

Heringsdorfer Kur- und Heilwald:

https://www.kur-und-heilwald.de

International Society of Nature and Forest Medicine – Infom (in Japan):

http://Infom.org/aboutus/

Shinrin Yoku in den USA:

http://www.shinrin-yoku.org

Annette Bernjus
Lehrerin für Taijiquan und Körperarbeit, Entspannungspädagogin
Meditationslehrerin, Stress- und Burnout-Coach
Kirchstr. 16, 65719 Hofheim-Lorsbach, Telefon: +49 (0)6192/24021
E-Mail: annette-bernjus@gmx.de
www.waldbaden.com / www.waldbaden-akademie.com / www.annette-bernjus.de

Über die Autoren

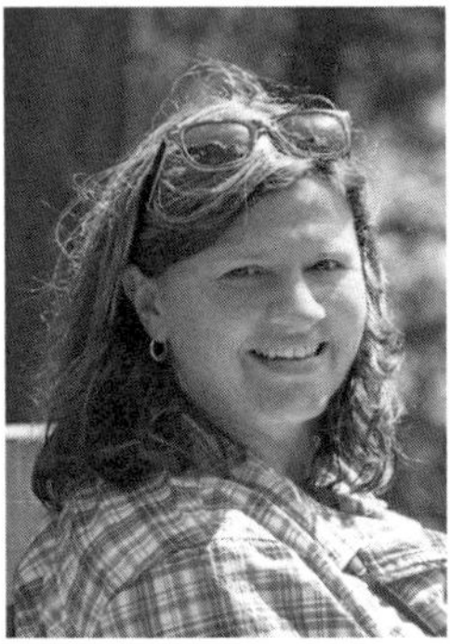

Annette Bernjus, 1961 in Lorsbach im Taunus geboren, ist passionierte Lehrerin für Taijiquan, Entspannungspädagogin und Stress- und Burnout-Coach. Schon als Kind verbrachte sie ihre Freizeit mit dem Umherstreifen im Wald, zusammen mit ihrem Vater und Großvater. Aus ihrer Leidenschaft hat sie nun ihren Beruf gemacht: als Seminarleiterin für Waldbaden taucht sie mit ihren Klienten in die besondere Waldatmosphäre ein und tritt als Vermittlerin zwischen Wald und Mensch auf.

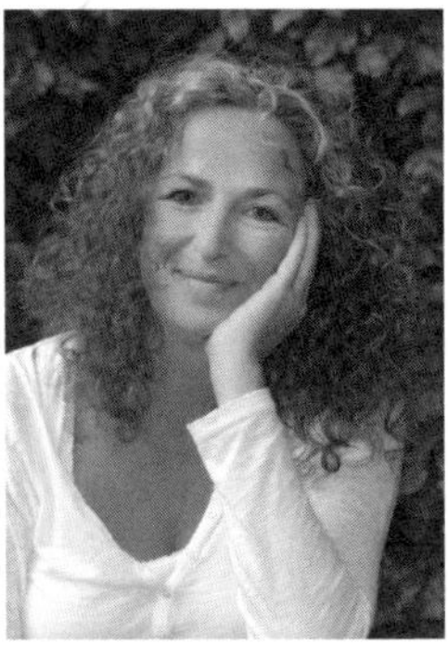

Anna Cavelius (M.A.) arbeitete nach dem Studium in München sowie an Universitäten in Italien und Spanien für einen US-amerikanischen Zeitschriftenverlag.

1995 machte sie sich als Redakteurin und Wissenschaftsautorin für medizinische und psychologische Sachthemen selbstständig und veröffentlichte seither viele erfolgreiche Ratgeber und Sachbücher, darunter mehrere Bestseller. Sie lebt mit Kindern & Katze in Oberbayern am Ammersee.